Issouf IRA

Peritonite pós-traumática

Issouf IRA

Peritonite pós-traumática

ScienciaScripts

Imprint

Cover image: www.ingimage.com

This book is a translation from the original published under ISBN 978-620-6-72029-4.

Publisher:
Sciencia Scripts
is a trademark of
Dodo Books Indian Ocean Ltd. and OmniScriptum S.R.L publishing group

120 High Road, East Finchley, London, N2 9ED, United Kingdom
Str. Armeneasca 28/1, office 1, Chisinau MD-2012, Republic of Moldova, Europe
Printed at: see last page
ISBN: 978-620-8-02406-2

DEDICATÓRIAS E AGRADECIMENTOS

SESSÕES DE ASSINATURA

Ao Deus Eterno

Glorificado sejais vós que nos mantendes a respirar o sopro da vida com saúde. Tu começaste esta obra que continuas a aperfeiçoar para a tua glória. Eterno, a minha carne e o meu coração podem ser consumidos, mas tu serás sempre a rocha do meu coração e a minha porção.

Ao meu pai Ira Itiédouin e à minha mãe Lallou Mamina in Dâ *Obrigado por todo o sacrifício que fizeram para que eu chegasse até aqui. Este trabalho é-vos dedicado, fruto da vossa determinação. Sempre me proporcionaram uma boa educação e os vossos conselhos fizeram-me chegar a este nível. Sempre me encorajaram e me orientaram na direção certa. Obrigado pela confiança que depositaram em mim durante os meus estudos. Gosto muito de todos vós.*

Ao meu papá Koné Aboubakar Sidiki e a toda a família na Costa do Marfim

Deu-me um bom exemplo a seguir. Aqui estão os resultados, e deves sentir-te honrado, porque este trabalho é teu. Deste absolutamente o teu melhor para que eu pudesse chegar a este nível. Amo-te muito e agradeço-te mais uma vez pelo teu amor constante.

Ao meu tio Ira Honoré e à sua mulher

Obrigado, meus pais na fé de Cristo. Sempre me ensinaram o bom senso e o amor ao próximo. É a vós que dedico este trabalho.

Aos meus tios, irmãos e irmãs, primos e primas

O vosso apoio foi crucial para o êxito do meu trabalho. Sempre tiveram um bom ambiente familiar. É a vós que dedico este trabalho.

Para o meu querido Davou Awa

Tens sido uma profunda fonte de inspiração para mim. Sempre tiveste fé em mim e apoiaste-me constantemente. Este trabalho, fruto do nosso amor, é-te dedicado. Obrigado pela vossa paciência.

AGRADECIMENTOS

Ao General Lougué e à sua esposa Pr Lougué, ao Dr. Loué e à sua esposa
Obrigado por me guiarem neste caminho e por facilitarem a minha chegada. Tiveram fé em mim e deram-me o vosso apoio ao longo de todo o meu percurso.
Na igreja das Assembleias de Deus em Songnaaba

Vocês foram a família de acolhimento de que eu precisava para fazer deste projeto um sucesso. trabalho. Obrigada por todo o vosso apoio.

Aos meus mais velhos: Dr. Coulibaly Batan Roland, Dr. Tamini Kansi Bienvenu, Dr. Ilboudo Mahamadi, Dr. Kouglo R. Boris
Obrigado, queridos anciãos, pelos vossos conselhos e orientações. Deram-me muito apoio durante todo o processo e na preparação deste trabalho.
Os meus colegas de turma: Mme Ouédraogo / Tiemtoré Sampawendé Dielle Firmie, Bado Léticia Pélagie, Illo Sonia Carine Philette, Bancé Aïcha, Bontouré P M Josepha, Bonkoungou Fleur, Ilboudo Daniel, Ilboudo Fabrice, Guissou Michael, Tindano Daniel, Lougué Kouamé, Sourou Bédimè Robert,
Obrigado por todo o vosso apoio durante o desenvolvimento deste trabalho.

Para Bassinga Adama (In memoriam):

Foi um camarada exemplar para mim. Deu-me muito apoio. Obrigado por tudo.

AOS NOSSOS SENHORES E JUÍZES

Ao nosso professor e presidente do júri: Professor Maurice Zida

É

- *Professor Titular de Cirurgia Visceral da UFR/SDS Joseph Ki-Zerbo ;*
- *Cirurgião visceral no Centro Hospital Universitário Yalgado Ouédraogo Hospital Universitário;*
- *Chefe do Serviço de Cirurgia Geral e Digestiva do Hospital Universitário Yalgado Ouédraogo;*
- *Coronel Major das Forças Armadas Nacionais do Burkina Faso ;*
- *Cavaleiro da Ordem Nacional ;*
- *Conselheiro técnico responsável pelas questões de segurança do Ministério da Saúde.*

Caro Mestre, é para nós um grande prazer e uma honra tê-lo como membro deste júri, apesar da sua agenda preenchida. Tivemos a sorte de beneficiar dos seus ensinamentos teóricos e práticos durante a nossa formação. Os seus vastos conhecimentos científicos, a sua disponibilidade e as suas grandes qualidades humanas conquistaram a nossa admiração. O tempo passado ao seu lado permitiu-nos descobrir em si um homem de investigação que se preocupa profundamente com a formação dos estudantes. A sua modéstia, o seu rigor no trabalho e a sua disponibilidade fazem de si um professor apreciado por todos. Caro Mestre, permita-nos, neste dia, exprimir-lhe a nossa gratidão. Que o Senhor Deus Todo-Poderoso continue a multiplicar em si as suas maravilhas, que ele cuide de si e da sua família. Amém!

AO NOSSO DIRECTOR DE TESE DE MESTRADO: PROFESSOR EDGAR OUANGRE

É

- *Professor Titular de Cirurgia Geral da UFR/SDS Joseph Ki-Zerbo ;*
- *Cirurgião Geral do Centro Hospitalar Universitário Yalgado Ouédraogo ;*
- *Chefe do Serviço de Urgência Visceral do Hospital Universitário Yalgado Ouédraogo;*
- *Presidente da Sociedade Burkinabé de Cirurgia (SOBUCHIR) ;*
- *Cavaleiro da Ordem Nacional de Mérito do Burkina Faso;*
- *Vice-presidente do Comité Médico do Centro Yalgado OUEDRAOGO Hospital Universitário ;*
- *Diretor-Geral da Escola Nacional de Saúde Pública.*

Caro Mestre,

É um prazer imenso e uma honra para si ter-nos confiado este trabalho e ter aceite generosamente orientar-nos, apesar das suas múltiplas ocupações. Tivemos a sorte de beneficiar do seu ensino teórico e prático durante o nosso estágio no serviço de cirurgia geral e digestiva do CHU-YO. Os seus vastos conhecimentos científicos, a sua disponibilidade e as suas grandes qualidades humanas conquistaram a nossa admiração. O tempo que passámos consigo permitiu-nos descobrir que era um homem de investigação que se preocupava muito com a formação dos estudantes. A sua simplicidade, o seu amor pelo ensino e o seu rigor na formação prática fazem de si uma grande esperança para as actuais e futuras gerações de médicos. Caro Mestre, não temos palavras para exprimir a nossa gratidão e o nosso profundo apreço. Que Deus o cumule a si e à sua família com as suas abundantes graças. Rezamos Amém!

A O NOSSO MESTRE MEMBRO DO JÚRI : DOUTOR DOAMBA RODRIGUE

Namekinsba

É

- *Assistente de Cirurgia Geral na UFR/SDS da Universidade Joseph Ki Zerbo ;*
- *Ex-estagiário nos Hospitais de Ouagadougou;*
- *Antigo residente estrangeiro dos Hospitais de Paris;*
- *Cirurgião geral e hepato-bilio-pancreático no Hospital Universitário de Tengandogo.*

Caro Mestre,

Gostaríamos de lhe expressar a nossa gratidão por ter aceite espontaneamente participar neste júri de tese, apesar da sua agenda muito preenchida. Os seus imensos conhecimentos científicos, o seu rigor no seu trabalho e as suas qualidades humanas merecem o nosso respeito, pois tivemos a oportunidade de beneficiar dos seus ensinamentos durante os nossos estudos. Queira aceitar, caro Mestre, a expressão do nosso mais profundo respeito e dos nossos sinceros agradecimentos.

Que o Senhor Todo-Poderoso vos cubra a vós e à vossa família com as suas ricas bênçãos. a vossa família. Ámen!

AVISO

Por deliberação, a UFR/SDS decidiu que as opiniões expressas nos ensaios a serem apresentados devem ser consideradas como próprias dos autores e que não pretende dar-lhes qualquer aprovação ou reprovação.

ÍNDICE DE CONTEÚDOS

SESSÕES DE ASSINATURA 1

AGRADECIMENTOS 2

AOS NOSSOS SENHORES E JUÍZES 3

AO NOSSO DIRECTOR DE TESE DE MESTRADO:

PROFESSOR EDGAR OUANGRE 4

INTRODUÇÃO E ENUNCIADO DO PROBLEMA 8

PARTE I 10

PARTE II 27

CONCLUSÃO 59

SUGESTÕES 60

REFERÊNCIAS 62

APÊNDICES 67

RESUMO 73

INTRODUÇÃO E ENUNCIADO DO PROBLEMA

A peritonite é a inflamação ou infeção aguda da membrana fina que cobre os órgãos intra-abdominais. É geralmente secundária à perfuração de um órgão digestivo oco ou à disseminação de um foco sético intra-abdominal. Pode ser generalizada ou localizada[5,11].

A peritonite aguda generalizada representa uma grande proporção das emergências abdominais. De acordo com Clément et al., trata-se de um problema de saúde mundial, com uma taxa de mortalidade que pode atingir os 20%[15]. Em 2020, Tochie et al. registaram uma prevalência mundial de 0,93% e uma taxa de mortalidade que varia entre 8,4% e 34%, consoante o país e a etiologia [51].

De acordo com a classificação de Hamburgo, a peritonite pode ser primária, secundária ou terciária. A peritonite secundária é a mais frequente, sendo responsável por 98% das peritonites e 7% das síndromes de dor abdominal. Pode ocorrer na sequência de um traumatismo abdominal, de uma contusão ou de uma lesão do abdómen, de uma perfuração endoscópica ou da presença de um corpo estranho intra-abdominal. É uma emergência cirúrgica e o prognóstico permanece grave, dependendo do estado geral do paciente e da ausência de reanimação precoce e adequada [10,13,16,46].

Apesar da reanimação adequada, o trauma abdominal continua a ser um problema de saúde pública, com a ocorrência de peritonite a aumentar a taxa de mortalidade para 12% ou mesmo 18% [24]. Na Europa, a peritonite pós-traumática ocorre principalmente em resultado de acidentes de viação, que são a causa mais frequente de traumatismo abdominal [52]. Pensa-se que a incidência seja mais elevada em África, onde a insegurança é cada vez maior. Em Marrocos, Elasbahani Y., em 2020, encontrou uma prevalência de 12,5% numa série de 109 casos [22]. Nas contusões abdominais, Raherinantenaina F. et al encontraram uma prevalência de peritonite de 84,3% e de 47,07% nas feridas, numa série de 175 casos em Madagáscar [43].

No Chade, Choua O. encontrou uma prevalência de 46%, o que representou 15,15% das emergências cirúrgicas viscerais em 2017. E dependendo da série, as taxas de mortalidade variam entre 25% e 63% nos países em desenvolvimento[14].

No Mali, Sogba et al. encontraram uma prevalência de 2,39% numa série de 256 doentes [48]. Diakité L. encontrou 2,4% numa população de 42 pacientes [18]. Magagie A. et al encontraram 8,52% de peritonite pós-traumática num estudo de

622 pacientes operados por emergências cirúrgicas digestivas, com uma morbilidade de 38,10%, dominada pela peritonite pós-traumática em 2016 no Níger [32]. O Burkina Faso, que partilha as mesmas realidades sanitárias e de segurança com estes dois países, apresenta as mesmas proporções de peritonite. No Burkina Faso rural, encontrámos 1,8% de peritonite pós-traumática em 2013, segundo Ouangré E. et al[36]. Mas nas áreas urbanas, Kaboré E. relatou uma prevalência de 14% no Centre Hospitalier Universitaire Tengandogo (CHU-T) em 2018 [27]. No Centre Hospitalier Universitaire Yalgado Ouédraogo (CHU-YO), Daboué em 2016 teve uma prevalência de 6,6% e Ilboudo F. encontrou 3,46% em 2019 [16,25]. Em 2020, Ouédraogo I. encontrou 3% [38]. Attiou T. O. em 2020 no CHU-T, 23,9% em ferimentos abdominais por arma de fogo com uma taxa de mortalidade de 5,2%, dominada pela peritonite [3]. No Burkina Faso, a peritonite pós-traumática está a aumentar devido à insegurança crescente e aos traumatismos abdominais violentos. A falta de tratamento rápido e adequado piora o prognóstico. Além disso, desde os estudos de Daboué em 2016, temos muito poucos dados sobre o assunto no nosso contexto, apesar do aparente aumento do número de casos. Isto motivou o nosso estudo.

PARTE I

GERAL

1. DEFINIÇÃO

1.1. Definição

O peritoneu é uma membrana intra-abdomino-pélvica que cobre as vísceras. Trata-se de uma serosa lisa e transparente constituída por duas camadas. Um lençol parietal que reveste a parede intra-abdominopélvica e um lençol visceral que cobre toda ou parte da superfície das vísceras intra-abdominopélvicas [12,17,21].

1.2. Lembrete anatomia

O peritoneu é a serosa que reveste o interior da cavidade abdominal e pélvica, Figura 1 [47]. É constituído por tecido mesotelial. Este tecido é constituído por uma camada de células achatadas com um contorno poligonal. A camada celular assenta sobre uma membrana basal em contacto direto com um estroma conjuntivo. Este estroma conjuntivo contém elementos vasculares, nervosos e linfáticos. As duas camadas do peritoneu estão organizadas de uma forma particular dentro da cavidade abdominal [30].

1.2.1 A folha parietal

A camada parietal, também conhecida como peritoneu parietal, reveste o interior da cavidade abdominal, Figura 4 [44]. Distingue quatro partes da cavidade abdominal.

o Uma parte diafragmática situada na parte superior, ricamente vascularizada

e inervado. Provoca soluços quando irritado.

o Parte anterior que forma o espaço pré-peritoneal com a parede abdominal.

o Parte posterior que forma o retroperitoneu com os órgãos situados atrás do peritoneu. Estes órgãos estão parcialmente cobertos. São os grandes vasos, a aorta abdominal e a veia cava inferior.

O trato urinário, com os rins e os ureteres, e as glândulas supra-renais encontram-se nesta zona. O duodeno e o pâncreas também se encontram aqui.

o E uma parte pélvica na bacia, que forma o beco sem saída de Douglas em frente ao reto.

A camada parietal é vascularizada pelos vasos da parede abdominal e também é inervada pelos nervos da parede abdominal [7,12,13,21,23].

1.2.2 A camada visceral

Também conhecido como peritoneu visceral, está em contacto direto com os órgãos que cobre, os órgãos intraperitoneais, figura 3 [44]. Cobre o estômago, o fígado, o baço, o intestino delgado e o cólon. Cobre as vísceras formando pregas. Estas pregas têm vários nomes.

- Um ligamento, quando liga um órgão à parede abdominal, como o ligamento falciforme do fígado.
- Um meso, quando formam a fixação de um órgão à parede, como o meso do cólon transverso.
- Um omento ou epiploon quando ligam dois órgãos, o omento maior e o omento menor.

O meso do cólon transverso define duas zonas.

- A zona sub-mesocólica, onde o omento maior cobre a parte inferior do abdómen. o intestino delgado como um avental.
- A zona supramesocólica, onde se encontra o pequeno omento.

O peritoneu visceral, tal como o peritoneu parietal, é vascularizado pelos vasos das vísceras que cobre. É inervado pelos nervos dos órgãos que reveste [7,12,13,21,23].

1.2.3 A cavidade peritoneal

As camadas parietal e visceral do peritoneu delimitam um espaço denominado cavidade peritoneal, localizado na cavidade abdominal e pélvica, figura 2 [44]. A cavidade peritoneal é completamente fechada nos homens. Na mulher, comunica com o canal tubário através do óstio abdominal da trompa uterina. É um espaço que contém uma fina película de líquido de aproximadamente 50 centímetros cúbicos, facilitando a mobilidade das duas lâminas e dos órgãos intrapéritonéaux [7,12,13,21,23].

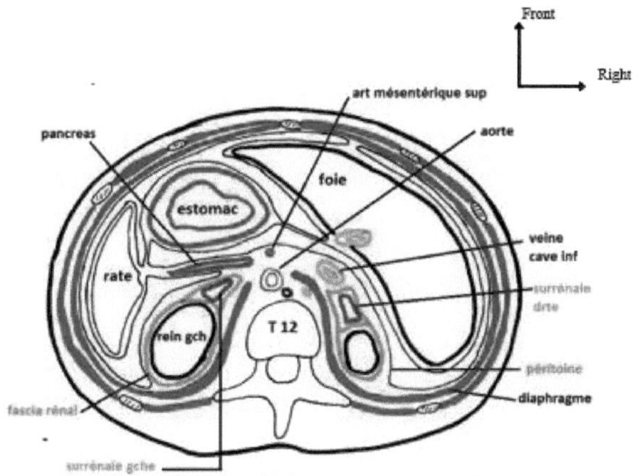

Figura 1: Corte transversal do abdómen através de T12

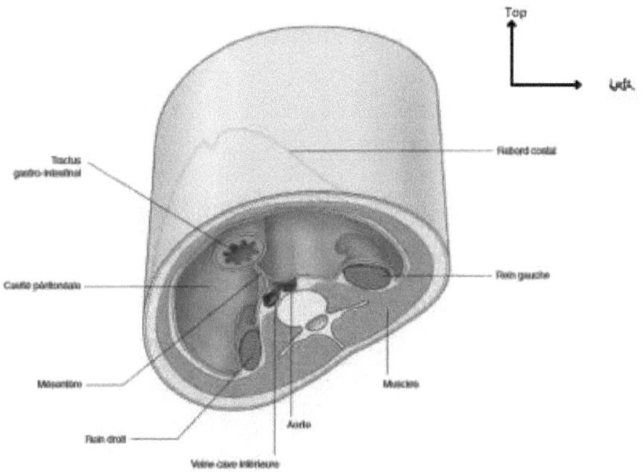

Figura 2: Vista inferior do conteúdo abdominal

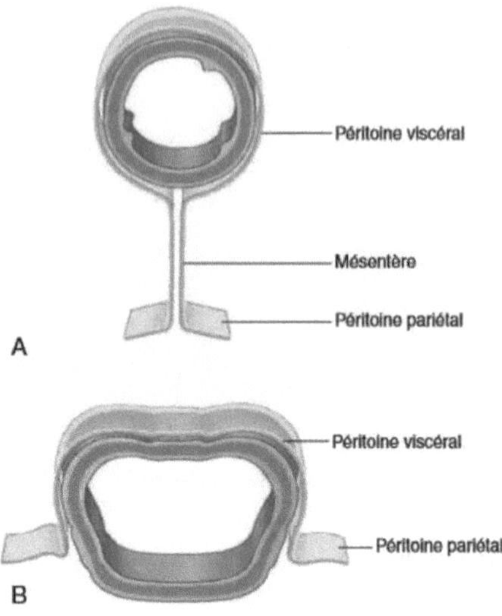

Figura 3: A = Intraperitoneal. B = Retroperitoneal.

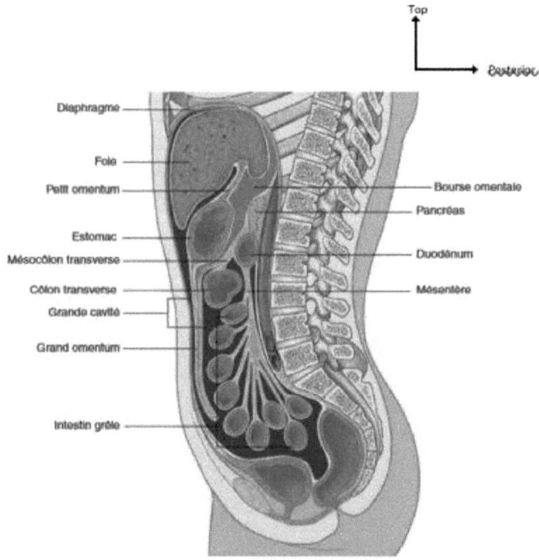

Figura 4: Vista lateral do conteúdo abdominal

1.3. Etiopatogénese da peritonite

1.3.1 Função do peritoneu

O peritoneu tem quatro funções essenciais:

o Secreta líquido a partir do líquido intersticial. Armazena cerca de 50 cm^3 desta secreção na cavidade peritoneal para facilitar o deslizamento das duas lâminas.

o O peritoneu é uma membrana semi-permeável. Desempenha, portanto, uma função de reabsorção. Tem uma superfície de cerca de 1700 cm^2 e pode absorver 450 ml/h de líquidos e pequenas moléculas.

o Tem uma função de defesa. Esta função é possível graças à presença de células de defesa no peritoneu.

o Tem também uma função plástica, com a capacidade de se renovar e reparar. É a integridade da sua membrana basal que permite esta função [5].

1.3.2 Mecanismo de inflamação do peritoneu A inflamação do peritoneu pode ser bacteriana desde o início, em resultado da propagação de um foco infecioso, ou química, na sequência da perfuração d e um órgão intra-abdominal oco.

No trauma abdominal, o ataque inicial é químico, seguido de um ataque bacteriano secundário. As consequências desta agressão são tanto locais como gerais [23,35].

o Loco-regionalmente, ocorre uma reação inflamatória intensa. Esta reação leva a uma exsudação intraperitoneal, com acumulação de líquido na cavidade peritoneal. Também leva a um íleo paralítico, resultando na criação de um terceiro sector.

o De um modo geral, verifica-se uma redução do fluxo sanguíneo circulante.

Isto conduz a uma redução da perfusão sanguínea em certos órgãos, resultando em anoxia. A anóxia conduz, portanto, a uma hiperventilação e a um aumento da frequência cardíaca.

Todo este fenómeno explica todas as manifestações clínicas e psicológicas da doença. de peritonite [2,17].

1.3.3 Causas traumáticas de inflamação do peritoneu O traumatismo abdominal resulta de uma transferência aguda de energia que excede a capacidade fisiológica de resistência do organismo. Esta transferência de energia pode causar um traumatismo abdominal aberto ou um traumatismo abdominal fechado. O traumatismo fechado do abdómen, ou contusão do abdómen, ocorre quando não há rutura da continuidade da parede abdominal [7]. Ocorrem sobretudo em :

o Os acidentes de viação são responsáveis pela maioria das lesões abdominais [4,45]. As vítimas incluem peões, ciclistas, motociclistas e ocupantes de veículos a motor.

o As quedas de altura podem ser intencionais, como no caso da autólise, ou não intencionais.

o Agressões físicas, nomeadamente em brigas.

o Pontapés e pancadas nos cascos do gado

Os traumatismos abertos do abdómen resultam numa rutura da continuidade da parede abdominal. Provocam uma ferida abdominal penetrante, que é uma ferida do abdómen com efração do peritoneu, ou uma ferida perfurante do abdómen, quando as vísceras são afectadas [7]. São principalmente encontradas em :

o As facadas abdominais são a principal causa de traumatismo aberto do abdómen. Está envolvida em agressões físicas e autólise.

o As lesões abdominais causadas por armas de fogo estão a aumentar devido à insegurança. Provocam múltiplas lesões intra-abdominais, consoante o tipo de projétil. Procura-se sempre um ferimento de saída.

o Acidentes de viação com elevada energia de impacto.

2. ESTUDO CLÍNICO

2.1. Tipo de descrição : Peritonite aguda generalizada, forma esténica

2.1.1. Avaliação inicial

Aquando da admissão, o doente é questionado sobre a natureza do traumatismo, a natureza do agente vulnerante e a hora de início do traumatismo, com a dor abdominal em primeiro plano. Avalia-se a pressão arterial (PA), a frequência cardíaca (FC), a frequência respiratória (FR) e a coloração conjuntival. Durante esta avaliação inicial, é iniciada a reanimação pré-operatória e é colhido sangue para testes de emergência adicionais. Nesta fase, podem ser observados vómitos de alimentos ou biliosidade, bem como um distúrbio do trânsito intestinal devido a íleo paralítico [35].

2.1.2. Exame geral

O estado geral do doente deteriora-se rapidamente, a menos que seja efectuada uma reanimação precoce e adequada, devido a uma falência múltipla dos órgãos. Existe uma síndrome infecciosa, com hipertermia a 39°C ou mesmo 40°C, ou por vezes hipotermia, taquicardia e polipneia [35].

2.1.3. Exame físico

O exame do abdómen é a parte essencial do diagnóstico. É efectuado num doente despido, deitado em posição supina sobre uma superfície dura. Os braços estão ao lado do corpo, as coxas estão ligeiramente abduzidas e as pernas semi-flectidas.

o Na inspeção

O abdómen está imóvel e não respira. Os músculos rectos abdominais estão contraídos e sobressaem sob a pele. Procuramos pontos de impacto, hematomas, escoriações e feridas abdominais. Nos ferimentos abdominais, procuramos um orifício de entrada e um orifício de saída, especialmente no caso de traumatismo por arma de fogo.

o À palpação

É realizada suavemente, com as mãos aquecidas e colocadas sobre a pele do abdómen.

Encontra a contratura abdominal, que é uma rigidez involuntária da parede abdominal. É tónica, permanente, invencível, dolorosa e produz um estômago de madeira. Pode ser substituída por uma defesa abdominal generalizada, desencadeada por uma palpação profunda e que pode ser ultrapassada por uma palpação suave e progressiva. A palpação da região umbilical revela o grito umbilical, que é uma dor aguda desencadeada por uma descompressão súbita do umbigo.

o Percussão

Os flancos podem ficar baços se houver um derrame peritoneal. O embotamento pré-hepático desaparece em caso de derrame gasoso na cavidade peritoneal.

o Na auscultação

Os ruídos intestinais estão reduzidos ou ausentes, indicando uma paragem do peristaltismo intestinal.

o No exame rectal

Existe o grito de Douglas, que é uma dor aguda desencadeada pelo exame rectal [1,12,17].

2.1.4. Exames complementares

A peritonite aguda generalizada (PGA) pós-traumática é uma emergência cirúrgica e nenhuma investigação adicional deve atrasar o seu tratamento.

o Biologia

• O hemograma é utilizado para detetar anemia, especialmente na presença de instabilidade hemodinâmica. A hiperleucocitose ou a leucopenia também podem estar presentes na presença de uma síndrome infecciosa.

• Estamos a tentar determinar o grupo sanguíneo rhesus para uma possível transfusão de sangue.

A bioquímica é utilizada para avaliar a função renal, os níveis de açúcar no sangue e a existência de um distúrbio hidrolítico no ionograma sanguíneo [17].

o Imagiologia

• Uma radiografia abdominal não preparada (APX) revelou pneumoperitoneu, que era consistente com a perfuração de um órgão oco. Caracteriza-se por um crescente de gás entre o diafragma hepático à direita e sob o frénico à esquerda. Por vezes, o crescente gasoso sobrepõe-se a um derrame líquido.

As radiografias podem também revelar um acinzentamento difuso [2].

•A ecografia abdominal pode detetar derrame líquido intra-abdominal e verificar a integridade dos órgãos intra-abdominais sólidos [9].
•A tomografia computorizada abdomino-pélvica substitui a radiografia do PSA. Pode ser utilizada para detetar sinais que não podem ser vistos na radiografia. Pode ser utilizada para corrigir o diagnóstico quando o exame clínico é duvidoso, demonstrando pneumoperitoneu ou um derrame líquido intra-abdominal. Pode também revelar um corpo estranho intra-abdominal [12,17].

2.1.5. Evolução sem tratamento

Esta evolução não é concebível num ambiente hospitalar. Conduz a complicações sépticas.
o Localmente, existem abcessos intra-abdominais.

o Podem ocorrer abcessos hepáticos, renais e cerebrais à distância.

Todas estas complicações evoluem para a morte por falência multivisceral. **[17]**.

2.2. Clínica formulários

2.2.1. Forma sintomática

o Peritonite esténica

A forma esténica da peritonite, tal como descrita aqui, é dominada pela dor abdominal.
Ao exame clínico, o principal sintoma é a contratura dos músculos abdominais com uma barriga de madeira.

o Peritonite asthénica

Nas formas asténicas, a sintomatologia é frugal.

A dor abdominal é persistente, mas a contratura abdominal é substituída por uma defesa abdominal generalizada. O grito de Douglas não é evidente no exame rectal. Estas formas ocorrem em doentes com uma deterioração profunda do estado geral. Ocorre em doentes que consultaram um especialista tardiamente após um traumatismo abdominal, bem como na PAG pós-traumática em doentes com um defeito subjacente [12].

2.2.2. Formas topográficas

Na PAG pós-traumática, a topografia varia de acordo com a área do trato digestivo afetada na cavidade peritoneal. A perfuração ocorre como resultado do impacto direto ou da queda de úlceras de pressão [29].

- O estômago: Devido à sua posição entre a cárdia e o piloro, pode rebentar em contusões do abdómen da frente para trás, pressionando contra um plano rígido formado pela coluna vertebral e pelas costelas. Na região do epigástrio, também fica exposto em traumatismos abdominais contusos.
- O intestino delgado: Ocupa uma grande parte da cavidade peritoneal. Este facto expõe-no a traumatismos que podem causar peritonite. O duodeno está limitado entre o piloro e o ângulo duodeno-jejunal. A compressão do duodeno em contusões abdominais pode provocar a sua rutura. O jejuno e o íleo são os mais frequentemente envolvidos em feridas abdominais.
- O cólon: Esta é uma zona altamente séptica. A perfuração provoca rapidamente a infeção do peritoneu. Por isso, o tratamento cirúrgico passa geralmente por um bypass digestivo.
- O traumatismo da região hipogástrica inclui a rutura vesical intra ou subperitoneal. Estas lesões são diagnosticadas por urografia intravenosa.

2.2.3. Formas associadas

As lesões das vísceras ocas intraperitoneais podem ser isoladas ou associadas a outras lesões.

- Vísceras sólidas intra-abdominais: o fígado e o baço são geralmente encontrados nos traumatismos abdominais em associação com a lesão. vísceras ocas intra-abdominais, quadro I [6].

- No politraumatismo, encontramos várias outras lesões associadas: fracturas dos membros, fracturas pélvicas, lesões da coluna vertebral e lesões cerebrais.

O prognóstico vital do doente fica comprometido quando existe uma combinação de lesões, nomeadamente nos politraumatizados.

Tabela I: Descoberta intra-operatória

Lesões isoladas órgão

Órgãos danificados	Percentagem (%)
Intestino delgado (jejuno e/ou íleo)	24,3
Estômago	2,7
Rectum	5,4
Epiploon	2,7
Diafragma	2,7
Pequeno + cólon	8,1
Intestino delgado + fígado	5,4
Intestino delgado + ferida vascular	5,4
Epiploon + estômago	5,4
Intestino delgado + cólon + bexiga	2,7
Intestino delgado + Rectum Lesões associadas	2,7
Epiploon + intestino delgado	2,7
Diafragma + baço + estômago	2,7
Diafragma + fígado	2,7
Baço + cólon	2,7
Intestino delgado + baço	2,7
Sem lesões	16,2

3. DIAGNÓSTICO DE PERITONITE PÓS-TRAUMÁTICA

3.1. Diagnóstico positivo

Um diagnóstico positivo não deve atrasar a reanimação. O exame clínico é suficiente para fazer o diagnóstico de peritonite pós-traumática: síndrome peritoneal que ocorre após um traumatismo. Nas formas frustrantemente sintomáticas, a avaliação radiológica é essencial para o diagnóstico.

3.2. Diagnóstico diferencial

O diagnóstico diferencial da peritonite pós-traumática é o hemoperitoneu pós-traumático. Ocorre em casos de lesões de órgãos intra-abdominais sólidos, nomeadamente o fígado e o baço. Pode ser excluído na ausência de uma síndrome peritoneal franca e na tomografia computorizada abdominal.

4. Tratamento

4.1. Objetivo

O objetivo do tratamento da PAG pós-traumática pode ser dividido em três partes:

- Correção precoce das perturbações e consequências gerais da peritonite
- Tratamento da inflamação do peritoneu
- Remoção da causa da peritonite [12].

4.2. Recursos e métodos

3.2.1. Tratamento médico

Está sempre indicada e é efectuada durante a hospitalização, com o doente é colocado com o estômago vazio.

o Reanimação

Deve ser adaptada e iniciada rapidamente, logo após a admissão do doente.

- Consiste na inserção de duas linhas venosas periféricas ou centrais de bom calibre, uma sonda nasogástrica e um cateter urinário.

• Em caso de instabilidade hemodinâmica, com pressão venosa central, frequência cardíaca e tensão arterial anormais, é iniciado o enchimento vascular com macromoléculas. Em caso de anemia grave devido a hemorragia, é efectuada uma transfusão de sangue do grupo iso rhesus.

• A oxigenoterapia será iniciada se a saturação periférica de oxigénio for insatisfatória.

• A correção dos distúrbios electrolíticos não deve ser adiada.

A reidratação deve ser efectuada para evitar uma possível insuficiência renal, que pode ocorrer no contexto da hipovolémia.
A reanimação continua antes, durante e após a operação.

o Terapia antibiótica

Começa logo que o diagnóstico é feito e é administrado por via parentérica como uma combinação sinérgica.
Deve ser, à partida, de largo espetro, dirigido contra os bacilos Gram-negativos.

e bactérias anaeróbias [40].

Existem vários esquemas possíveis:

• Uma combinação de Amoxicilina + Ácido Clavulânico e Aminósido
• Uma combinação de cefalosporinas de terceira geração e imidazóis
• Uma combinação de Imidazóis e Aminósidos

É então adaptado aos resultados dos testes bacteriológicos e continua no pós-operatório.

o Outros recursos

• Os analgésicos são administrados durante a reanimação. Em geral, os analgésicos de nível II da classificação de analgésicos da OMS.

• A seroterapia e a vacinação antitetânica são efectuadas em todos os doentes com traumatismo aberto que não tenham a vacinação antitetânica em dia.

• As úlceras digestivas de stress e a hemorragia digestiva são evitadas através da administração de um inibidor da bomba de protões (IBP) e da alimentação enteral o mais rapidamente possível.

• A doença tromboembólica deve ser prevenida através da administração de heparinas fraccionadas em doses iso-coagulantes [12,42].

3.2.2. Tratamento cirúrgico

Embora seja o principal tratamento da peritonite, é realizado num doente que recebeu reanimação médica.A abordagem é uma laparotomia mediana sob anestesia geral com intubação orotraqueal.Todos os líquidos serão amostrados para análise bacteriológica. presente na abertura da cavidade abdominal. A cavidade peritoneal e todos os órgãos intra-abdominopélvicos são totalmente explorados. As perfurações são tratadas de acordo com o seu diâmetro e com os segmentos do aparelho digestivo afectados. Se houver uma infeção grave, é feita uma ostomia. Procede-se a uma limpeza peritoneal abundante com soro fisiológico isotónico morno (cerca de 10 litros). Por fim, a parede abdominal é fechada com um dreno colocado em posição descendente. Este dreno permite que o líquido sero-hemático que escorre para a cavidade peritoneal após a operação seja drenado para o exterior [12].

3.2.3. Cuidados pós-operatórios

No pós-operatório, o objetivo é continuar a reanimação e monitorizar as funções vitais.

A terapêutica antibiótica é prosseguida, adaptada aos resultados das zaragatoas. bacteriológicas. A ferida cirúrgica deve ser vigiada e tratada

4.3. Indicação

A PAG pós-traumática é uma indicação clara para laparotomia de emergência, com reanimação médica precoce adaptada ao doente. A seroterapia e a vacinação contra o tétano estão indicadas em todos os doentes com traumatismo aberto e que não tenham a vacinação contra o tétano em dia. Na laparotomia, o órgão afetado é normalmente reparado, dependendo da lesão. Não existe anastomose em ambiente sético a nível ileal, sendo neste caso realizado um estoma [12,35,41].

4.4. Duração do tratamento

A reanimação é prosseguida até que os sinais vitais voltem ao normal com uma monitorização clínica e biológica. O tratamento analgésico continua durante pelo menos setenta e duas horas após a operação. A duração do tratamento antibiótico é fixa, entre cinco e sete dias, ou variável, consoante a evolução clínica e biológica.

4.5. Evolução e vigilância

3.5.1. Elementos de vigilância

O controlo pós-operatório abrange :

o Sinais gerais: são monitorizadas as constantes hemodinâmicas, a dor, a função ventilatória, a diurese e a temperatura corporal.

o Sinais locais: vigiamos o estado do penso, o recomeço dos movimentos intestinais, o estado do estômago, etc. dreno e estoma.

o Biologia: o hemograma é utilizado para verificar se o número de polimorfonucleares voltou ao normal e se os níveis de hemoglobina aumentaram.
Um ionograma sanguíneo é utilizado para verificar se as perturbações voltaram ao normal. hidroelectrolíticos.

3.5.2. Complicações pós-operatórias

As complicações, ligadas à gravidade do traumatismo e ao atraso no tratamento, são :

o Supuração parietal

o Hemorragia e hematoma

o Peritonite pós-operatória

o Oclusões pós-operatórias

o Ventrações ou eviscerações pós-operatórias

o Persistência ou recorrência de um fenómeno infecioso

o Mau funcionamento do estoma

o Abcessos da parede.

3.5.3. Prognóstico

A peritonite pós-traumática tem um prognóstico grave.

o Depende da gravidade do traumatismo e das lesões associadas:

politraumatismo.

o O prognóstico é reservado nos casos do cólon e nos doentes imunocomprometidos.

o Depende também da precocidade do tratamento adequado e eficaz. A idade do doente [31].

PARTE II

1. OBJECTIVOS

1.1 Objetivo geral

Estudar a peritonite pós-traumática no serviço de cirurgia geral e digestiva do Centre Hospitalier Universitaire Yalgado Ouédraogo (CHU-YO) de 1er de abril de 2019 a 31 de março de 2022, a fim de melhorar a sua gestão

1.2 Objectivos específicos

1. Determinar a frequência das peritonites pós-traumáticas no serviço de cirurgia geral e digestiva do Centre Hospitalier Universitaire Yalgado Ouédraogo de 1er de abril de 2019 a 31 de março de 2022.
2. Determinar as circunstâncias de ocorrênciaZQ4 da peritonite pós-traumática no serviço de cirurgia geral e digestiva do Centre Hospitalier Universitaire Yalgado Ouédraogo de 1er de abril de 2019 a 31 de março de 2022.
3. Determinar os aspectos sociodemográficos dos pacientes admitidos por peritonite pós-traumática no serviço de cirurgia geral e digestiva do Centro Hospitalar Universitário Yalgado Ouédraogo de 1er de abril de 2019 a 31 de março de 2022.
4. Descrever os aspectos diagnósticos da peritonite pós-traumática no serviço de cirurgia geral e digestiva do Centre Hospitalier Universitaire Yalgado Ouédraogo de 1er de abril de 2019 a 31 de março de 2022.
5. Avaliar os resultados do tratamento da peritonite pós-traumática no serviço de cirurgia geral e digestiva do Centro Hospitalar Universitário Yalgado Ouédraogo de 1er de abril de 2019 a 31 de março de 2022.

2. METODOLOGIA

2.1. Quadro de o estudo

2.1.1. Burquina Faso

Situado na África Ocidental, na bacia do Níger, o Burkina Faso é um país sem litoral e sem saída para o mar. Faz fronteira com o Gana, o Togo e o Benim a sul, com o Níger a leste, com o Mali a norte e com a Costa do Marfim a sudoeste. O seu clima é intertropical, do tipo Sudano-Saheliano, com estações alternadas de duração desigual. Uma estação seca que dura oito a nove meses, de outubro a maio, e uma estação das chuvas que dura três a quatro meses, de maio a setembro. Está, portanto, sujeita a riscos climáticos, nomeadamente secas e inundações, bem como ao harmattan [53]. De acordo com o relatório do Programa das Nações Unidas para o Desenvolvimento (PNUD) para 2021, é um dos países em desenvolvimento, ocupando a posição 184^{em} entre 195 países do mundo [54]. E de acordo com o Institut National de la Statistique et de la Démographie (INSD), em 2021, 41,4% da sua população viverá abaixo do limiar de pobreza. Administrativamente, está dividido em 13 regiões, 45 províncias, 370 departamentos, 351 comunas (49 urbanas e 302 rurais) e 8.438 aldeias. As regiões são dirigidas por governadores, as províncias por altos comissários e as comunas por presidentes de câmara. De acordo com o relatório do INSD, a população do Burkina Faso em 2022 está estimada em 20 505 155 pessoas, distribuídas em 75,1 habitantes/km^2 . Os homens representam 48,3% e as mulheres 51,7%. O país é predominantemente rural, com 73,9% da população a viver em zonas rurais. A taxa de fecundidade é de 5,4 filhos por mulher. A taxa de natalidade é de 39,4‰ [38]. Desde 1993, o Burkina Faso adoptou o sistema distrital como base do seu sistema de saúde. Está subdividido administrativamente em três níveis

- Um nível central representado pelo gabinete do Ministério da Saúde, pelo secretariado-geral e pelos serviços técnicos
- Um nível intermédio correspondente às direcções regionais de saúde
- E um nível periférico representado pelos distritos de saúde.

Em termos operacionais, o sistema de saúde assume a forma de uma pirâmide com três níveis.

- O 1er nível é o distrito sanitário, que se subdivide em dois níveis

• O nível 1er é o centro de saúde e de promoção social (CSPS). Em 2020, o Burkina Faso contava com 201

• O nível 2^{em} é o centro médico com uma unidade cirúrgica (CMA) ou hospital distrital. Haverá 46 CMA em 2020

o O segundo nível é o centro hospitalar regional (CHR), que serve de referência para os CMA. Em 2020, existiam 09 destes centros, que prestam os chamados cuidados secundários.

o O nível 3^{em} é o centro hospitalar universitário (CHU), que serve de referência para os RHCs e presta os chamados cuidados terciários. Até 2020, existirão 06 destes centros, dos quais 04 em Ouagadougou.

Existem também estabelecimentos de saúde privados, localizados principalmente nas cidades de Ouagadougou e Bobo Dioulasso. Em 2020, existiam 165 estabelecimentos de saúde privados.

O Centre Hospitalier Universitaire Yalgado Ouédraogo é um dos 04 CHU situados no Burkina Faso. em Ouagadougou.

2.1.2. Hospital Universitário Yalado Ouédraogo (CHU - YO)

Construído em 1961, o Centre Hospitalier Universitaire Yalgado Ouédraogo é um dos principais hospitais do Burkina Faso. Recebe pacientes de Ouagadougou, das províncias vizinhas e mesmo de outros países. Para responder às necessidades sanitárias da população, os seus domínios de atividade foram-se alargando e diversificando progressivamente. Atualmente, está subdividido em 10 departamentos:

o O Departamento de Medicina e Especialidades Médicas

o O Departamento de Cirurgia e Especialidades Cirúrgicas

o O serviço de laboratório

o O serviço de radiologia e medicina nuclear

o O serviço de anestesia e de cuidados intensivos

o O serviço de odontostomatologia

o O serviço de obstetrícia e ginecologia

o O serviço de pediatria

o O serviço de farmácia hospitalar

o O serviço de saúde pública

Proporciona um ambiente de formação aos médicos em especialização, aos estudantes de medicina e de farmácia, aos técnicos superiores de laboratório e ao pessoal paramédico. O Serviço de Cirurgia Geral e Digestiva é um dos serviços do Departamento de Cirurgia e Especialidades Cirúrgicas.

2.1.3. Serviço de cirurgia geral e digestiva

No Departamento de Cirurgia e Especialidades Cirúrgicas, o Serviço de Cirurgia Geral e Digestiva é o local onde decorreu o nosso estudo. Está situado a leste do Hospital Universitário Yalgado Ouédraogo. Aceita pacientes com idade igual ou superior a 15 anos e é composto por três unidades:

o Emergências viscerais, que incluem

- Uma sala de receção com capacidade para seis camas
- Uma sala de observação com 14 camas
- Duas salas de observação de primeira categoria
- Um bloco operatório com duas salas de operações
- Um quarto de vestir
- Um depósito de medicamentos e kits de emergência

o O bloco operatório é composto por três blocos operatórios partilhados com o serviço de urologia e uma sala de esterilização.

o Unidade de internamento com uma capacidade de 48 camas. Acolhe os doentes em pós-operatório e os que aguardam uma cirurgia electiva. Esta unidade alberga igualmente salas de consulta e de reuniões para o pessoal.

O seu pessoal médico é composto por :

o Um professor catedrático de cirurgia geral

o Um professor catedrático de cirurgia visceral

o Um professor sénior de oncologia cirúrgica

o Seis cirurgiões hospitalares

O seu pessoal paramédico é composto por :

o 19 adidos de saúde em anestesia e cuidados intensivos

o 10 enfermeiros qualificados e 7 enfermeiros registados

o 12 maqueiros

o De sete rapazes e raparigas no salão

o Um secretário

Está organizado da seguinte forma:

o Actividades terapêuticas como :

• Consultas em ambulatório, de segunda a quinta-feira

• Uma visita geral todas as sextas-feiras, orientada pelo chefe de departamento

• Visitas diárias de segunda a sexta-feira por um cirurgião

• Cirurgia programada às segundas, terças e quintas-feiras

• Um programa de serviço e de permanência

o Actividades de formação e de investigação no âmbito da formação inicial e contínua, bem como supervisão de médicos inscritos no Diplôme d'Etudes Spécialisées (DES) em cirurgia geral e digestiva.

o Actividades educativas como :

• Sessões de debate e de ensino de segunda a sexta-feira

• Apresentações semanais por médicos inscritos no DES, bem como por internos e externos desde o 3ème ano de medicina até ao 6ème ano.

No âmbito das suas actividades de formação, o serviço reúne médicos inscritos nos cursos de pós-graduação em cirurgia geral e digestiva, estudantes de medicina da Unidade de Formação e de Investigação em Ciências da Saúde (UFR/SDS) da Universidade Joseph Ki Zerbo e estudantes da Universidade Católica privada de São Tomás de Aquino (USTA). Por último, o serviço assegura a formação prática dos estagiários da Escola Nacional de Saúde Pública (ENSP).

2.2. Materiais e método

2.2.1. Tipo de estudo

Trata-se de um estudo transversal descritivo com recolha retrospetiva de dados.

2.2.2. População e período de estudo

O nosso estudo incidiu sobre os registos dos pacientes recebidos por traumatismo abdominal e hospitalizados no serviço de cirurgia geral e digestiva do CHU-YO durante o período de 1er de abril de 2019 a 31 de março de 2022.

- **Critérios de inclusão**

O nosso estudo incluiu todos os doentes consultados no serviço de cirurgia geral e digestiva do Centre Hospitalier Universitaire Yalgado Ouédraogo (CHU-YO) nos quais o diagnóstico de peritonite pós-traumática foi feito com base em argumentos clínicos e paraclínicos e em achados intra-operatórios durante o período de estudo e que tinham um processo completo.

- **Critérios de não-inclusão**

Os doentes operados por peritonite pós-traumática cujos registos estavam incompletos ou não foram encontrados não foram incluídos no nosso estudo.

2.2.3. Recolha e análise de dados

Foi efectuado um pré-teste para avaliar os nossos instrumentos de recolha e análise de dados.

Esta avaliação foi efectuada em seis pacientes entre 23 e 25 de novembro de 2022.

A recolha de dados teve lugar no serviço de cirurgia geral

e sistemas digestivos no CHU-YO, de 28 de novembro de 2022 a 23 de dezembro de 2022

Os dados sócio-demográficos, clínicos, para-clínicos, terapêuticos e evolutivos foram registados num formulário de inquérito para os doentes incluídos no estudo a partir de :

- O registo das urgências viscerais e da cirurgia geral e digestiva
- Livro de relatório cirúrgico
- Registos de pacientes operados por peritonite pós-traumática
- O registo de alta dos doentes do serviço de cirurgia geral e digestiva.

Os dados foram introduzidos e analisados num microcomputador utilizando o software EPI INFO (versão francesa 7.2.2.6), o Microsoft Excel 2016 e o Microsoft Word 2016.

2.2.4. Variáveis do estudo

- As variáveis sócio-demográficas são: idade em anos, sexo (masculino ou feminino), local de residência (rural ou urbano), profissão

o As variáveis clínicas são: motivo da consulta, hora de admissão, antecedentes patológicos (médicos e cirúrgicos), sinais funcionais, sinais gerais e sinais físicos da doença.

o As variáveis paraclínicas incluem: Hemograma (leucócitos, nível de hemoglobina, plaquetas), PSA (crescente de gás, nível de hidroaeróbios, cinzento difuso).

o As variáveis terapêuticas são: o tempo de intervenção em horas, o tratamento administrado (reanimação pré-operatória, antibióticos, analgésicos e pós-operatório), a técnica cirúrgica, o diagnóstico intra-operatório (etiologia da peritonite) e o procedimento cirúrgico.

o As variáveis evolutivas são: o resultado do tratamento (simples continuação ou complicação pós-operatória), as complicações pós-operatórias (supuração parietal, evisceração, peritonite pós-operatória, fístula digestiva, oclusão pós-operatória), o tempo de hospitalização em dias e o modo de alta (curado, morte).

2.2.5. Considerações éticas e administrativas

Em conformidade com o artigo 158.º dos códigos de ética e deontologia harmonizados, os registos médicos continuam a ser propriedade privada do serviço hospitalar. Assim, o carácter confidencial dos dados dos pacientes e o anonimato são respeitados no nosso estudo. Antes de mais, pedimos autorização para realizar o estudo ao diretor do CHU-YO e do serviço de cirurgia geral e digestiva.

2.2.6. Definições de termos

Atraso de admissão: é o tempo decorrido entre o traumatismo e a admissão no hospital, no serviço de urgência visceral do CHU-YO.

Tempo para a cirurgia: é o tempo decorrido entre a admissão no serviço de urgência visceral e o início da cirurgia.

Politraumatizado: um doente com duas ou mais lesões traumáticas graves, das quais pelo menos uma põe em risco a vida a curto prazo.

Choque: insuficiência circulatória aguda que altera permanentemente a oxigenação e o metabolismo dos tecidos e órgãos.

3. RESULTADOS

3.1 dados sócio-demográficos

3.1.1 Frequência

De 1er de abril de 2019 a 31 de março de 2022, registámos 56 casos dc pcritonitc pós-traumática. Durante o mesmo período, registámos 164 casos de traumatismo abdominal, 698 casos de peritonite aguda generalizada e 3 429 casos de emergências abdominais.
A peritonite pós-traumática representou 34,14% dos traumatismos abdominais, 8,02% das peritonites agudas generalizadas e 1,6% das urgências cirúrgicas abdominais.
Na Figura 5, representámos a frequência sob a forma de um diagrama

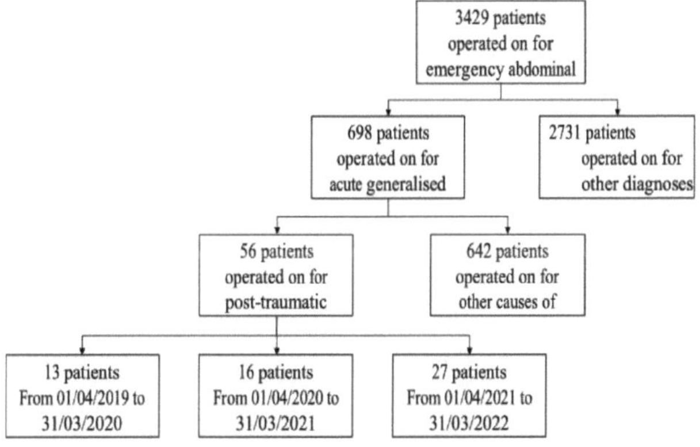

Figura 5: Fluxograma

3.1.1 Reparações anuais

O número médio anual de casos de peritonite pós-traumática foi de 18. A repartição por ano é apresentada na Figura 6.

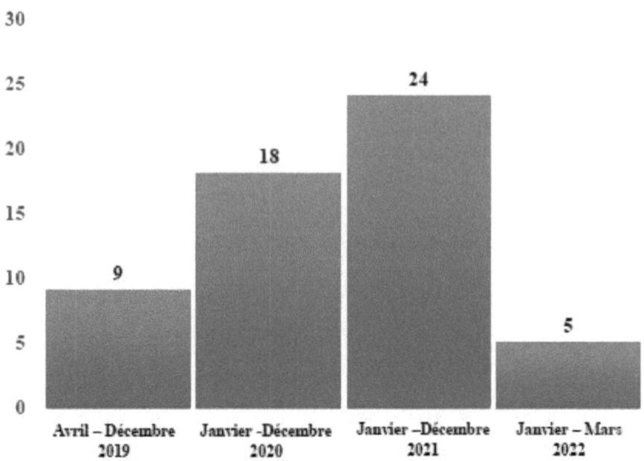

Figura 6: Distribuição anual dos doentes. N=56

3.1.2 Reparações mensais

A repartição mensal dá uma média de quatro casos por mês. A figura 7 mostra a repartição mensal dos doentes.

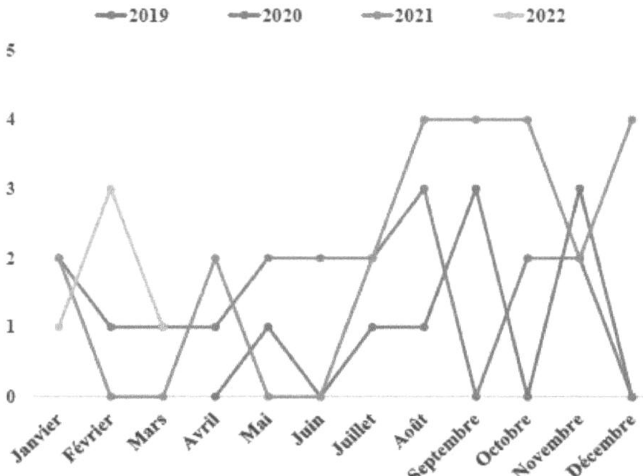

Figura 7: Distribuição mensal dos doentes. N=56

3.1.3 Idade

Dos 56 doentes, a idade média foi de 30,39 anos, com extremos de 15 anos e 57 anos. A distribuição por grupo etário é apresentada na Figura 7.

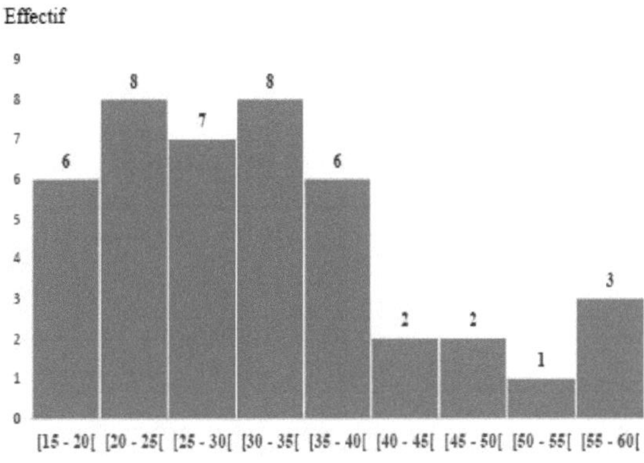

Figura 8: Repartição dos doentes por grupo etário. N=56

3.1.4 Atividade socioprofissional

A profissão foi especificada para todos os 56 doentes. A repartição é apresentada no Quadro II

Tabela II: Distribuição socioprofissional dos doentes. **N=56**

Atividade socioprofissional	Trabalhadores	Percentagem (%)
Sector informal	24	42,85
Agricultor / Criador	13	23,21
Aluno / Estudante	11	19,64
Empregado	6	10,71
Dona de casa	2	3,57
Total	56	100

3.1.5 Sexo

O sexo foi registado em todos os nossos doentes. Registámos 53 homens (94,64%) e três mulheres (5,36%). O rácio entre os sexos foi de 17,66.

3.1.6 A residência

No nosso estudo, 37 doentes (66,07%) viviam em zonas urbanas e 19 (33,9%) em zonas rurais.

3.1.7 Procedimento de admissão

A Tabela III mostra a distribuição dos doentes por modo de admissão e a Tabela IV mostra a distribuição dos doentes por estrutura de referenciação.

Quadro III: Repartição dos doentes por modo de admissão. N=56

Procedimento de admissão	Trabalhadores	Percentagem (%)
Referência	42	75
Direto	11	19,64
Transferência	3	5,36
TOTAL	56	100

Quadro IV: Repartição dos doentes por estrutura de referenciação. n=42

Estrutura de referência	Força de trabalho	Percentagem (%)
CMA	22	52,38
CRH	12	28,57
CHU	2	4,76
FS Privado	6	14,29

CHR Centro Hospitalar Regional CHU Centro Hospitalar Universitário
CMA Centre Médical avec Antenne chirurgicale FS Privée:Formação Sanitária Privada

3.2 Dados

3.2.1 O período de consulta

A distribuição dos doentes em função do tempo de consulta está resumida no quadro V. A demora média foi de 7,7 horas, com extremos de 1 hora e 1 mês.

Tabela V: Distribuição dos doentes de acordo com a demora na consulta. N=56

Período de consulta	Trabalhadores	Percentagem (%)
[0 - 6h[	46	82,14
[6h - 12h[	4	7,14
[12h - 1 mês]	6	10,71
TOTAL	56	100

3.2.2 Antecedentes

No nosso estudo, encontrámos um doente (01,7%) com antecedentes de cirurgia de reparação de hérnia. O consumo de álcool foi registado em 12 doentes (21,42%) e o tabagismo em 10 doentes (17,85%).

3.2.3 O motivo da consulta

A Tabela VI mostra a reparação dos pacientes de acordo com o motivo da consulta. Os traumatismos abertos representaram 50% e os traumatismos fechados 50%.

Quadro VI: Repartição dos doentes por motivo de consulta. N=56

Motivo da consulta	Trabalhadores	Frequência (%)
Dor abdominal	56	100
Contusão	28	50
Ferida abdominal	22	39,29
Evisceração	6	10,71

3.2.4 Circunstâncias da ocorrência

A Tabela VII mostra a distribuição dos pacientes de acordo com as circunstâncias em que o trauma ocorreu.

Tabela VII: Distribuição dos doentes de acordo com as circunstâncias do início da doença. N=56

Circunstância da ocorrência	**Número**	**Percentagem (%)**
Esfaqueamento	16	28,57
Agressão com arma de fogo	7	12,5
Acidentes de automóvel e de motociclos o abdómen	3	5,35
Acidente de caça	1	1,78
Deslizamento de terras	1	1,78
Acidente de mota - obstáculo	15	26,78
Acidente de mota - mota	7	12,5
Acidente desportivo o abdómen	3	5,35
Bludgeon	2	3,57
Quedas de altura	1	1,78
Total	56	100

3.2.5 O agente de vulnerabilidade

A distribuição dos pacientes de acordo com o agente vulnerador na ocorrência do trauma é mostrada na Tabela VIII.

Tabela VIII: Distribuição dos doentes de acordo com o agente de vulnerabilidade. N=56

Agent vulnérant		**Effectif**	**Pourcentage (%)**
Contusion de l'abdomen	Objet contondant	23	40,07
	Ballon de football	3	5,35
	Répression par coup de matraque	2	3,57
Plaie de l'abdomen	Objet tranchant	17	30,35
	Projectile	8	14,28
	Eboulement	1	1,78
	Chute de hauteur	1	1,78
Total		**56**	**100**

3.2.6 Exame geral

A distribuição dos doentes de acordo com os resultados do exame geral está resumida no Quadro IX

Tabela IX: Distribuição dos doentes de acordo com o exame geral. N=56

Examen		Effectif	Pourcentage (%)
Etat général	Stade II	31	55,35
	Stade III	25	44,64
Etat de conscience	Normal	56	100
Conjonctives	Normo colorées	54	96,42
	Pâle anictérique	2	3,57
Température	Hyperthermie	12	37,5
	Hypothermie	1	1,78
Tension artérielle	Hypertension	4	7,14
	Hypotension	3	5,35
Fréquence cardiaque	Tachycardie	19	33,92
Fréquence respiratoire	Tachypnée	14	25
Pouls	Petit et Filant	2	3,57
Etat hémodynamique	Etat de choc	2	3,57

3.2.7 Exame físico

- **Inspeção**

A inspeção revelou uma anomalia em 44 pacientes, como mostra o quadro X.

Tabela X: Distribuição dos doentes de acordo com os resultados da inspeção. n=44

Inspeção	Força de trabalho	Percentagem (%)
Ferida abdominal	22	39,28
Distensão abdominal	21	37,5
Evisceração pós-traumática	06	10,71

- **Palpação**

Os resultados da palpação são apresentados no quadro XI

Tabela XI: Distribuição dos doentes de acordo com os resultados da palpação.

N=56

Palpação	Trabalhadore s	Percentagem (%)
Grito do umbigo	25	44,64
Defesa abdominal generalizada	24	42,85
Contratura abdominal	10	17,85

- **Percussão**

Encontramos timpanismo à percussão em oito pacientes (14,28%) e embotamento em flanco inclinado em sete pacientes (12,5%).

- **Auscultação**

A auscultação revelou silêncio abdominal em sete doentes (12,5%).

- **Toque rectal**

O exame rectal revelou um grito de Douglas em 11 doentes (19,64%).

3.2.8 Lesões associadas

O traumatismo abdominal esteve associado a lesões em 13 doentes (23,21%). A repartição é apresentada no Quadro XII

Tabela XII: Distribuição dos pacientes de acordo com as lesões associadas.

n=14

Lesão associada	Trabalhadores
Fratura do membro	5
Escoriação / nódoas negras	7
Fratura pélvica	1
Rutura do baço	1

3.3 Dados paraclínicos

3.3.1 Controlo hematológico

Os resultados do hemograma revelaram hiperleucocitose em 17 doentes

(30,35%) e leucopenia em três doentes (5,35%). A anemia foi registada em sete doentes (12,5%).

3.3.2 Controlo bioquímico

A bioquímica revelou hiperglicemia em seis doentes (10,71%) e hipoglicemia em dois doentes (3,57%). A creatinina sérica estava elevada em oito doentes (14,28%) e a ureia em cinco (08,92%).

3.3.3 Ionogramas sanguíneos

No ionograma do sangue, encontrámos um distúrbio iónico num doente com hiponatremia.

3.3.4 Resultados de imagiologia

Foi efectuada uma radiografia abdominal não preparada em dois doentes, tendo sido encontrado um crescente gasoso em ambos, ou seja, 100%. A ecografia abdominal foi realizada em 19 doentes e detectou hemoperitoneu em 16 (84,21%). Foi efectuada uma TAC abdominal em quatro doentes. Esta revelou um crescente gasoso em dois doentes (50%) e um derrame líquido em dois doentes (50%).

3.4 Dados

3.4.1 Reanimação e tratamento médico

No nosso estudo, todos os doentes receberam cuidados pré-operatórios. A distribuição dos pacientes de acordo com a ressuscitação pré-operatória é apresentada na Tabela XIII.

Tabela XIII: Distribuição dos pacientes de acordo com os cuidados pré-operatórios recebidos. N=56

Cuidados prestados	Força de trabalho	Frequência (%)
Reidratação	56	100
Sonda nasogástrica	56	100
Cateter urinário	56	100
Via venosa	56	100
Nefopam	55	98,21
Paracetamol	54	96,42
Metronidazol	29	51,78
Ceftriaxona	29	51,78
Seroterapia para o tétano	8	14,28
Amoxicilina ácido clavulânico	2	03,57
Tramadol	2	03,57
Transfusão de sangue	1	01,78
Enchimento vascular	2	03,57

3.4.2 Tempo até à cirurgia

O atraso no tratamento cirúrgico dos nossos doentes está resumido na Tabela XIV. O atraso médio foi de 21,83 horas, variando de 30 minutos a sete dias.

Tabela XIV: Distribuição dos pacientes de acordo com o tempo de cirurgia. N=56

Atrasos no tratamento cirúrgico	Trabalhadores	Percentagem (%)
[0 - 6h[	5	8,82
[6h - 24h[	25	44,64
[24h - 48h[	22	39,29
[48h - 7jours[	4	7,14
TOTAL	56	100

3.4.3 Método de anestesia

Todos os nossos doentes foram submetidos a cirurgia sob anestesia geral com intubação orotraqueal.

3.4.4 A abordagem

A abordagem consistiu numa incisão mediana acima e abaixo do umbigo em todos os nossos pacientes.

3.4.5 Explorar

A distribuição dos doentes de acordo com a natureza do líquido de aspiração está resumida na Tabela XV. Em todos os casos, foi colhida uma amostra do líquido e enviada para estudo citobacteriológico.

Tabela XV: Distribuição dos pacientes de acordo com o estado da cavidade e a natureza do líquido aspirado. n=47

Tipo de fluido de sucção	Força de trabalho	Percentagem (%)
Fluido serohemático	22	39,28
Líquido biliar	10	17,85
Líquido fecal	9	16,07
Líquido seroso	3	5,35
Líquido purulento	3	5,35
Total	47	83,92

A distribuição dos doentes de acordo com os órgãos lesados está resumida no Quadro XVI.

Tabela XVI: Distribuição dos doentes de acordo com a lesão de órgão. N=56

Órgão danificado	Trabalhadores	Frequência (%)
Jejuno	33	58,92
Ileón	13	23,21
Cólon	10	17,85
Estômago	3	05,35
Bexiga	2	03,57

3.4.6 Procedimentos cirúrgicos efectuados

A Tabela XVII mostra a distribuição dos pacientes de acordo com os procedimentos efectuados.

Tabela XVII: Repartição por procedimento cirúrgico. N=56

Medidas tomadas	Trabalhadores	Frequência (%)
Limpeza peritoneal	54	96,42
Aspiração de líquido abdominal	47	83,92
Excisão por sutura pequena	22	39,28
Ressecção de anastomose do intestino delgado	21	37,5
Remoção de membranas falsas	14	25
Ileostomia	7	12,5
Ressecção de anastomose do cólon	3	5,35
Gastrorrafia	3	5,35
Epiplastia	2	3,57
Sutura do cólon de excisão	2	3,57
Gesto associado		
Corte de fracturas	4	7,14
Esplenectomia	1	1,78

3.4.7 Cuidados pós-operatórios

Os cuidados médicos pós-operatórios estão resumidos no Quadro XVIII.

Tabela XVIII: Distribuição de acordo com os cuidados pós-operatórios. N=56

Cuidados prestados	Trabalhadores	Frequência (%)
Reidratação	56	100
Paracetamol	56	100
Nefopam	55	98,21
Ceftriaxona	52	92,85
Metronidazol	48	85,71
Anticoagulante	35	62,50
PPI	19	33,92
Gentamicina	9	16,07
Amoxicilina ácido clavulânico	4	7,14
Tramadol	1	1,78

IBP Inibidor da bomba de protões

3.5 Dados de

3.5.1 O aspeto evolutivo

No nosso estudo, 50 doentes, ou seja, 89,29%, tiveram uma evolução pós-operatória simples. Seis doentes (10,71%) tiveram uma recuperação pós-operatória complicada. Três doentes (5,35%) foram reoperados devido a complicações. A Tabela XIX mostra as várias complicações.

Tabela XIX: Distribuição dos pacientes de acordo com as complicações pós-operatórias. N=06

Complications		Effectif
Complications spécifiques	Péritonite post opératoire	2
	Eviscération post opératoire	1
	Suppuration pariétale	1
Complications générales	Sepsis	1
	Escarres	1

3.5.2 Mortalidade

Encontrámos dois casos de morte, o que representa 3,57%. O primeiro caso de óbito ocorreu após uma complicação geral como a sépsis, num contexto de atraso na consulta. O segundo caso de morte ocorreu após uma complicação específica sob a forma de peritonite pós-operatória. O doente tinha 57 anos e apresentava múltiplas lesões.

3.5.3 Modo de saída

A repartição por modo de saída é resumida no Quadro XX

Quadro XX: Repartição dos doentes por modo de alta. N=56

Modo de saída	Força de trabalho	Percentagem (%)
Curado	53	94,64
Transferido	1	1,79
Falecido	2	3,57
TOTAL	56	100

3.5.4 Duração do internamento hospitalar

A Tabela XXI resume a distribuição dos doentes por tempo de internamento. A média foi de 11,83 dias, com extremos de 4 dias e 32 dias.

Tabela XXI: Repartição dos doentes por duração do internamento para tratamento. N=56

Duração do internamento hospitalar	Força de trabalho	Percentagem (%)
<5 dias	4	7,14
[5 dias - 10 dias[	37	66,07
[10 dias - 20 dias].	11	19,64
>20 dias	4	7,14
TOTAL	56	100

3.5.5 Controlo

No seguimento, 54 doentes (96,42%) foram novamente observados duas semanas após a alta e apresentaram um resultado favorável.

4. COMENTÁRIO E DEBATE

4.1 Limites e restrições

O nosso estudo deparou-se com um certo número de dificuldades, nomeadamente as seguintes:

✓ A fraca iluminação da sala de arquivo dificultava a consulta dos processos dos doentes;
✓ Falta de informação sobre determinados doentes no registo de admissões;
✓ Informações em falta em certos ficheiros ;

✓ A ausência de resultados de exames paraclínicos em determinados doentes;

✓ O registo do relatório operatório foi insuficientemente preenchido em relação a alguns doentes;
✓ Falta de dados sobre o seguimento pós-operatório dos doentes;

✓ A escassez de estudos sobre o GAP pós-traumático foi uma das maiores dificuldades do nosso estudo.
Apesar destas limitações e constrangimentos, que marcaram o nosso trabalho, obtivemos resultados que discutiremos de seguida.

4.2 Aspectos sócio-demográficos

4.2.1 Frequências

Na literatura, há muito poucos relatos de GAP pós-traumática. Representaram 08,02% das GAP no nosso estudo, ou seja, 56 dos 698 doentes tratados por GAP. Representaram 34,14% dos traumatismos abdominais nas urgências viscerais no CHU-YO. No mesmo serviço, os nossos resultados são melhores do que os de Daboué [16] e Ilboudo [25], que encontraram 6,6% e 3,46% de PAG, respetivamente. Estas diferenças podem ser explicadas pela deterioração do contexto de segurança do país durante o nosso período de estudo. Noutros locais, Kaboré [27] encontrou uma prevalência mais elevada do que a nossa, 14% no CHU-T. No Níger, a nossa taxa é próxima da de Magagie [32], que encontrou uma taxa de 8,52%. No Mali, Sogba et al [48] registaram uma prevalência de 2,39%, muito inferior ao nosso resultado. A distribuição anual da peritonite mostra uma prevalência crescente. De 2019 a 2021, os valores são de 16,07%, 32,14% e 42,85%, respetivamente. Isto pode ser explicado pela situação de segurança, que está a piorar de ano para ano. Acresce o desconhecimento e o incumprimento do código da estrada, bem como a natureza degradada e estreita de algumas estradas. A repartição mensal mostra picos em agosto, setembro, outubro e novembro. Este facto pode ser explicado pela época das chuvas, que conduz a uma degradação da rede rodoviária, favorecendo assim a ocorrência de acidentes de viação.

4.2.2 Idade e género

A idade média dos nossos 56 doentes foi de 30 anos, com extremos de 15 e 57 anos. Os nossos resultados são semelhantes aos de Daboué [16], que encontrou uma idade média de 30,07 anos, com uma idade máxima de 75 anos. Os nossos resultados são inferiores aos de Ilboudo [25] no Burkina Faso e aos de Diakité [18] no Mali, que apresentam uma idade média de 38 e 40,1 anos, respetivamente. Os grupos etários mais representativos foram [15-20[, [20-25[, [25-30[e [30-35[, com 16,07%, 19,64%, 17,85% e 17,85%, respetivamente. Estes resultados são semelhantes aos de Daboué [16] e Ilboudo [25]. Este facto pode ser explicado pela estrutura da população do Burkina. A população com menos de 40 anos representa 83,1% da população geral. Como os jovens são os mais solicitados em todos os domínios da vida quotidiana, são os mais expostos à ocorrência de PAG pós-traumática. A razão de sexo foi de 17,66 no nosso estudo. Este valor é muito superior ao de Daboué [16] e Ilboudo [25], que encontraram 6,67 e 5,5, respetivamente, e também ao de Kambiré [28], que foi de 13 para o trauma abdominal. Esta grande diferença pode ser explicada pelo maior envolvimento dos homens em actos de insegurança, como agressões e brigas.

4.2.3 Atividade socioprofissional

O sector informal, tal como referido na literatura, estava predominantemente representado com 40,07%. Os comerciantes dominam este sector. Daboué [16] também encontrou este sector na liderança, com uma taxa superior à nossa de 43,68%. Mas Ilboudo [25], com uma taxa inferior à nossa, 31%, também encontrou este sector predominante. Por outro lado, no Chade, Choua O [14] encontra este sector na terceira posição. Este facto pode ser explicado pela grande mobilidade dos comerciantes e pelo seu desconhecimento do código da estrada, o que os expõe a acidentes de viação e ao seu grande envolvimento em rixas. No nosso estudo, seguem-se os agricultores (25%) e os alunos e estudantes (19,64%).

4.2.4 Fonte

Verificámos que 66,07% dos doentes eram provenientes de zonas urbanas. Este resultado é semelhante ao de Daboué [16] que encontrou 63,37%. Este facto pode ser explicado pela densidade populacional nas zonas urbanas e pela evolução dos estilos de vida. A taxa de agressão é cada vez mais elevada nas zonas urbanas [24]. Em contraste, Ilboudo [25] encontrou uma taxa mais elevada de pacientes de zonas rurais (51,99%). Isto pode ser explicado pelo facto de a insegurança se ter generalizado nas zonas urbanas durante o período do nosso estudo.

4.2.5 Procedimento de admissão

A referenciação foi o modo de admissão mais frequente no nosso estudo, representando 75% dos doentes. Esta taxa é superior à de Choua O [14] no Chade, que constatou que 30% dos doentes eram referenciados. No nosso contexto, esta grande diferença pode ser explicada pela estrutura piramidal do sistema de saúde. A população consulta o nível inferior ou o centro de saúde mais próximo antes de ser encaminhada para o nível superior [37].

4.3 Clínica

4.3.1 O período de consulta

A maioria dos nossos doentes (82,14%) consultou uma unidade de saúde após o traumatismo abdominal no prazo de seis horas. Os nossos resultados são superiores aos de Diarra L [20] no Mali. No caso de perfuração traumática do trato digestivo, verificou que 53,3% dos doentes consultaram uma unidade de saúde no prazo de seis horas após o traumatismo abdominal. Os nossos resultados também são melhores do que os de Sambo [45], no Benim, que constatou que 71% dos doentes foram consultados no prazo de 24 horas após o traumatismo abdominal. Este facto pode ser explicado pela boa organização do sistema de saúde no Burkina Faso, que proporciona cuidados facilmente acessíveis à maioria da população [37]. A gravidade do traumatismo abdominal é também um dos principais factores que levam os doentes a consultar um centro de saúde imediatamente após o traumatismo.

4.3.2 História

Encontrámos um consumo de álcool em 21,42% dos nossos doentes. Este resultado é inferior ao de Daboué [16], que encontrou uma taxa de 31,68% no seu estudo de 2016. O aumento da consciencialização sobre os efeitos nocivos do consumo de álcool pode explicar esta diferença. Por outro lado, Ouédraogo [39], em 2020, registou uma taxa de 10,45%, inferior ao nosso resultado. O aumento do nível de vida da população em geral poderia explicar essa diferença, com uma proliferação crescente de estabelecimentos de bebidas.

4.3.3 Motivo da consulta

Em 50% dos nossos doentes, o motivo da consulta foi uma contusão abdominal com dor abdominal. Esta taxa é inferior à de Sylla D [49] no Mali, que encontrou 57,14% de contusão abdominal com dor abdominal nas perfurações digestivas pós-traumáticas. Do mesmo modo, Mouzou [34], no Togo, encontrou uma taxa mais elevada de 64,54%. Sambo [45], no Benim, encontrou uma taxa muito superior à nossa, de 75,5% dos casos.
Nos seus estudos, predominou o trauma abdominal por objeto contundente. Na nossa série, a taxa de lesões por objeto cortante foi semelhante à das lesões abdominais por objeto contundente, o que explicaria estas diferenças.

4.3.4 Circunstâncias da ocorrência

Nas circunstâncias do aparecimento, os acidentes de viação são os mais comuns, como na maioria dos casos na literatura, com uma taxa de 44,64%. Sambo [45], no Benim, encontrou uma taxa inferior à nossa, de 31,63%. Também no Mali, Sylla D [49] encontrou uma taxa de 38,1% nos acidentes de viação, onde predomina a ocorrência de perfurações traumáticas do aparelho digestivo. A idade jovem dos utilizadores de veículos de alta velocidade, aliada à densidade do tráfego rodoviário e à falta de civismo, explicaria a elevada incidência de acidentes de viação.Depois dos acidentes de viação, temos as agressões, que representam 41,07% no nosso estudo. Enquanto Choua O [14], no Chade, verificou que as rixas e as agressões predominavam nas perfurações traumáticas das vísceras ocas (69,1%) e nos acidentes de viação (5%). Estas taxas podem ser explicadas pelo aumento da insegurança devido ao terrorismo e ao incivismo.

4.3.5 Agente vulnerável e natureza do trauma

Em 40,07% dos casos, o traumatismo foi causado por um instrumento contundente. Essa taxa é menor do que a de Daboué [16], que encontrou uma taxa de 76,34% dos casos em 2016. Essa grande diferença pode ser explicada pelo aumento da insegurança nos últimos anos, com o crescente envolvimento de objetos perfurocortantes na ocorrência de traumas abdominais, assim como projéteis.Em nosso estudo, 30,35% das peritonites foram causadas por objetos perfurocortantes e 14,28% por projéteis. Em Daboué, estas taxas foram de 13,98% e 9,68%, respetivamente. No Mali, Diarra L [20] encontrou uma taxa de 50%, que é superior aos nossos resultados. Também no Chade, Choua O [14] constatou que 64,1% dos pacientes sofreram traumatismos abdominais provocados por instrumentos cortantes. No nosso contexto, os acidentes de viação, fonte de traumatismos abdominais contundentes, continuam a ser frequentes, apesar do aumento da prevalência dos traumatismos abdominais por instrumentos cortantes. Verificámos que o projétil de arma de fogo esteve envolvido em 14,28% dos casos. Esta taxa é maior do que a de Choua O [14], que encontrou 8,5%. Na sua população, notamos uma predominância de armas brancas, o que ele explica pelo porte de facas, que é um atributo cultural. No entanto, os nossos resultados são semelhantes aos de Diarra L [20] e Diamoutene [19] no Mali, que registaram 16,60% e 15,60% dos casos, respetivamente. A crise de segurança que assola o Mali desde 2012 e o Burkina durante o período do nosso estudo poderia explicar esta taxa elevada de envolvimento de armas de fogo em traumatismos abdominais [50].

4.3.6 Sinais gerais

Na nossa série, o estádio II da classificação de performance status da OMS foi predominante em 55,35% dos doentes e o estádio III em 44,64%. Pelo contrário, Daboué [16] encontrou uma predominância do estádio III (67,33%) e do estádio II (27,72%). Este facto pode ser explicado pelo aumento do número de centros de saúde em todo o país desde 2016. Isso facilitaria a consulta imediata num centro de saúde para um tratamento rápido, a fim de evitar uma deterioração do estado geral dos pacientes. Encontrámos um estado de consciência normal em todos os nossos pacientes, ou seja, 100%. Por outro lado, Daboué [16], na sua série, encontrou um estado de consciência normal em 60,4%. A instalação de lombas nas faixas de rodagem, o uso de capacete nos veículos de duas rodas e as campanhas de sensibilização para o respeito das regras de trânsito contribuem para reduzir a violência dos acidentes de viação. Em termos de hemodinâmica, 3,5% dos doentes apresentavam um estado hemodinâmico instável. Elasbahani

[22], em Marrocos, encontrou 5,50% de doentes com um estado hemodinâmico instável no trauma abdominal. Esta taxa mais elevada do que a nossa poderia ser explicada pelo tratamento precoce no nosso contexto, em que 82,14% foram consultados imediatamente após o traumatismo abdominal.

4.3.7 Sinais físicos

No exame físico, a palpação revelou um choro do umbigo em 44,64% dos casos, sensibilidade abdominal generalizada em 42,85% dos casos e contratura em 17,85% dos casos. Estas taxas são mais elevadas em pediatria, tal como demonstrado por Maiga M B [33] no Mali, que constatou que 92,3% dos seus doentes apresentavam um grito do umbigo e 71,8% uma contratura abdominal. Este facto indicaria que as crianças são mais sensíveis à dor. A violência dos traumatismos nos adultos leva também a um tratamento imediato antes que a infeção se propague. O choro de Douglas ao exame rectal foi encontrado em 19,64% dos doentes. Daboué [16] teve uma taxa muito superior à nossa, com 69,31%. Esta diferença pode ser explicada pelo facto de os doentes da nossa série terem sido consultados precocemente na maioria dos casos. Apenas 25% dos nossos doentes apresentavam outras lesões associadas ao traumatismo abdominal. Em contraste, Daboué [16] encontrou outras lesões associadas ao trauma abdominal em 61,38% dos pacientes.

4.4 Aspectos paraclínicos

4.4.1 Biologia

No nosso estudo, encontrámos hiperleucocitose em 30,35% dos casos. No trauma fechado, Ilboudo F [25] encontrou uma taxa ligeiramente superior de 33%. Este facto pode ser explicado pelo atraso na consulta nos traumatismos abdominais fechados. Elasbahani [22], em Marrocos, encontrou uma taxa mais elevada, com 45,87% dos casos. Os doentes admitidos para observação num traumatismo abdominal podem apresentar hiperleucocitose, o que explica esta taxa elevada. Esta taxa é inferior à de Elasbahani [22] e Daboué [16] que encontraram 16,50% e 35,64% respetivamente. A violência do traumatismo na sua série poderia explicar estas taxas elevadas de anemia.

4.4.2 Imagiologia

Uma radiografia abdominal não preparada foi efectuada em dois doentes da nossa série. O pneumoperitoneu foi encontrado em 100% dos casos. A ultrassonografia, realizada em 19 pacientes, encontrou derrame líquido no peritônio em 84,21% dos casos. Daboué [16] encontrou 23,53% de casos de derrame peritoneal. Na tomografia computadorizada de abdome, realizada em quatro pacientes, encontramos derrame líquido no peritônio em 50% e pneumoperitônio em 50%. Elasbahani [22] encontrou 15,27% de pneumoperitoneu em seu estudo. A baixa proporção de pacientes nos quais foram realizados exames de imagem pode explicar as grandes variações em nossos resultados

4.5 Aspectos terapêuticos

4.5.1 Reanimação e tratamento medicamentoso

Todos os pacientes da nossa série receberam reanimação pré-operatória. Nossos resultados corroboram com os de Ouédraogo I [39] que encontrou 100% de reanimação pré-operatória. Por outro lado, 14,28% dos pacientes receberam soro antitetânico, enquanto Ouédraogo [39] relatou 50,74%. Este facto pode ser explicado pela predominância de contusões na nossa série.

4.5.2 Tratamento cirúrgico

- **Tempo até à cirurgia**

Na nossa série, apenas 8,82% dos doentes beneficiaram de tratamento cirúrgico antes da sexta hora. Segundo Sylla D [49], no Mali, até 73,81% dos doentes foram tratados cirurgicamente nas primeiras seis horas. Este atraso de tratamento no nosso contexto justifica-se pelo número reduzido de hospitais universitários que tratam as urgências abdominais cirúrgicas.

- **Exploração cirúrgica**

Neste estudo, o líquido intraperitoneal era serohemático em 39,28% dos casos. Esta taxa é mais elevada do que a de Daboué [16], que foi de 13,86%. Em pediatria, Maiga M B [33] também encontrou uma taxa baixa de 7,7% no Mali. No nosso estudo, o líquido era purulento em 5,35% dos casos. Em Daboué [16], a taxa foi mais elevada, com 30,69%, e em Maiga M B [33] com uma taxa de 51,2%. Estas diferenças podem ser explicadas pelo facto de a maioria dos nossos pacientes ter sido consultada imediatamente após o traumatismo, nas primeiras seis horas. O intestino delgado é a porção mais afetada, com 82,13%, em particular o jejuno, com 58,92%. No Mali, Sylla D [49] também encontrou uma prevalência elevada de envolvimento do intestino delgado (61,90%), mas com um envolvimento ileal mais elevado (33,33%). No que respeita às vísceras ocas, Kambiré [28] também encontrou uma predominância do intestino delgado na sua série, com 71,42%. Este facto pode ser explicado pela organização anatómica do intestino delgado, que é facilmente acessível nas agressões, bem como nos acidentes de viação.

- **Procedimentos cirúrgicos**

Na nossa série, 83,92% dos doentes tinham líquido na cavidade peritoneal. Todos estes doentes beneficiaram da aspiração do líquido intraperitoneal. O intestino delgado foi o órgão que mais beneficiou de reparação. Isto incluiu 39,29% de excisão por sutura e 37,5% de ressecção por anastomose. Sambo [45], no Benim, também descobriu que, no trauma abdominal, a cirurgia no intestino delgado predominava sobre a cirurgia nas vísceras ocas. Da mesma forma, Ouédraogo [39] encontrou uma prevalência de cirurgia no intestino delgado de 55,55%. Isto pode ser explicado pelo facto de o intestino delgado ser a víscera oca mais afetada pelo trauma abdominal.

4.6 Aspectos evolutivos

4.6.1 Pós-operatório

Registramos 10,71% de complicações em nossa casuística, sendo 33,33% de peritonite pós-operatória. Sambo [45], em trauma abdominal, encontrou uma taxa menor que a nossa, com 8,16% de complicações. Choua O [14] teve uma taxa um pouco maior que a nossa, de 11,10%. Estas taxas elevadas podem ser explicadas pela demora na consulta e, sobretudo, pela violência do traumatismo.

4.6.2 Mortalidade

Registámos uma taxa de mortalidade de 3,57%. Esta taxa foi baixa em Daboué [16] em 2016, que encontrou 1,98% de mortalidade. Os nossos casos de morte ocorreram no contexto de uma consulta tardia ou de uma peritonite pós-traumática num doente idoso.

4.6.3 Modo de saída

Na nossa série, 94,64% dos doentes foram curados e 1,75% foram transferidos. Os nossos resultados são semelhantes aos de Daboué [16] que encontrou uma taxa de cura de 96,04%. Este facto pode ser explicado por um tratamento precoce e adequado.

CONCLUSÃO

A PAG pós-traumática é relativamente comum. Os acidentes de viação são responsáveis pela maioria dos casos de peritonite pós-traumática. Seguem-se as agressões, cuja proporção aumenta num contexto de insegurança. Os jovens do sexo masculino são a população mais afetada. A imagiologia é raramente utilizada para o diagnóstico, que é essencialmente clínico. A parte do tubo digestivo mais afetada é o intestino delgado, representado principalmente pela porção jejunal. A demora no encaminhamento e a gravidade do trauma pioram o prognóstico. Como resultado, a mortalidade permanece elevada.

SUGESTÕES

Na sequência do nosso estudo, apresentámos sugestões para reduzir a frequência e a mortalidade da peritonite aguda generalizada pós-traumática. Estas sugestões são dirigidas a diferentes estruturas:

- **Ao Ministro da Segurança**

• Reforçar as medidas de segurança nas zonas urbanas, intensificando a vigilância à distância através de câmaras de vigilância públicas.

• Assegurar a aplicação da legislação relativa ao porte de armas de fogo e aplicar sanções aos infractores.

- **Ao Ministro dos Transportes**

• Desenvolver uma rede rodoviária fluida com um sistema de redução da velocidade.

• Incentivar os transportes públicos através do desenvolvimento de infra-estruturas de transportes públicos.

• Assegurar o cumprimento das regras de conduta no trânsito, através da sensibilização e da aplicação da lei aos infractores.

- **Ao Ministro da Saúde e da Higiene Pública**

• Aumentar o número de centros de saúde capazes de tratar as urgências cirúrgicas abdominais, a fim de reduzir os atrasos nas consultas.

• Avançar no sentido da mutualização da saúde e do seguro de saúde universal, para facilitar o acesso da população aos cuidados de saúde e reduzir os atrasos nas consultas.

- **Ao Diretor-Geral do Centro Hospitalar Universitário Yalgado Ouédraogo**

• Tornar operacionais todos os blocos operatórios, a fim de evitar atrasos nos tratamentos.

• Equipar as salas de arquivo para garantir a correcta conservação dos dados em bruto.

- **Pessoal médico**

• Assegurar que os documentos médicos são corretamente conservados.

• Preencher os documentos médicos e mantê-los actualizados.

- **Ao público**

- Respeitar o código da estrada e as regras de conduta social.
- Consultar o centro de saúde mais próximo imediatamente após qualquer traumatismo.

REFERÊNCIAS

1. **Abdallah A**. Abdómen: Parede e peritoneu. Cours polycopié destiné aux étudiants de la 2ème année médecine. faculté de médecine, département de médecine, La boratoire médico-chirurgicale; 2009 p4.

2. **André T, Arvieux C, Barbois S, Baratte C, Benchimol D, Benizri E, et al. Cirurgia geral, visceral e digestiva. MED-LINE. Edições; 2022. 349 p. (Collège Français de Chirurgie Générale, Viscérale et Digestive Conseil National des Universités de Chirurgie Viscérale et Digestive).**

3. **Attiou EO**. Ferimentos abdominais causados por armas de fogo no Hospital Universitário de Tengandogo: Aspectos epidemiológicos, clínicos, paraclínicos, terapêuticos e evolutivos. A propos de 38 cas. [Tese de medicina]. [Ouagadougou]: Université Joseph Ki-Zerbo; 2020, 146p.

4. **Belemlilga GLH, Zaré C, Yabré N, Keita N, Benao BL, Somé OR, et al.** Traumatismo abdominal em África: Aspectos Epidemiológicos, Diagnósticos e Terapêuticos. 2020;10. Disponível em: URL:http://dx.doi.org/10.19044/esj.2020.v16n21p132

5. **Benlaldj A**. Peritonite aguda. In: Ensino de Cirurgia digestiva na Faculdade de Medicina de Mostaganem. EPH de Mostaganem Algérie; 2016. p. 29.

6. **Bombah Freddy**, **Biwolé Daniel**, **Ekani Boukar**, **NgoNonga Bernadette**, **Essomba Arthur**. Prise en Charge Chirurgicales des Plaies Pénétrantes Abdominales à l'Hôpital Laquintinie de Douala: Indicações, Técnicas e Resultados à Proposta de 37 Casos. 2020;21:7.

7. **Boubir SM**. Traumatismos do abdómen. Module des urgences médico-chirurgicales 6 ème année Médecine. Universidade Hadj Lakhdar Batna2 Faculte De Medecine; 2020, 8p.

8. **Boukhatmi L**. Anatomia do peritoneu. Anatomia geral Faculdade de médecine d'Oran; 2017, 7p.

9. **Bouzat P, Valdenaire G, Gauss T, Charbit J, Arvieux C, Balandraud P, et al.** Recomendações formalizadas pelos peritos "Tratamento do traumatismo abdominal grave do adulto: as 48 primeiras horas" Tratamento precoce do traumatismo abdominal grave. RFE commune SFAR - SFMU em associação com : AFC, AFU, SFRI e EVG. 2019;31.

10. **CDU-HGE**. Item 275 Peritonite aguda. In: Abrégé d'Hépato-Gastro-Entérologie. 2ª edição. France: Editions Elsevier-Masson; 2012. p. 11 (capítulo 29).

11. **CDU-HGE**. Número 352 - UE 11 - Peritonite aguda em crianças e adultos. In: Colégio dos universitários em hépato-gastro-entereologia. 4ª edição. França; 2018. p. 427-34 (Les référentiels des Collèges).
12. **CDU-HGE**. Assunto 57 Peritonite aguda: Fisiopatologia, Diagnóstico, Orientações Terapêuticas. In: Cours de résidanat. Tunísia: Faculté de médecine de Sfax; 2019. p. 24.
13. **Choua O, Ali MM, Kaboro M, Moussa K, Anour M**. Etiological, clinical, and therapeutic aspects of acute generalized peritonitis in N'Djamena, Chad. Medecine et Sante Tropicales. 1 Jul 2017;27:270-3.
14. **Choua O, Moussa K, N'Djanone K, Ahmat M, Aboulghassim O, Sadie I, et al**. Perfurações pós-traumáticas de vísceras ocas no hospital geral de referência nacional em N'Djamena, Chade. 2019;19:7.
15. **Clements TW, Tolonen M, Ball CG, Kirkpatrick AW**. Secondary Peritonitis and Intra-Abdominal Sepsis: An Increasingly Global Disease in Search of Better Systemic Therapies (Uma doença cada vez mais global em busca de melhores terapias sistémicas). Scand J Surg. junho de 2021;110(2):139-49.
16. **Daboué RMFC**. Les péritonites aiguës généralisées post-traumatiques au Centre Hospitalier Universitaire Yalgado Ouédraogo au Burkina Faso : aspects épidémiologiques, cliniques, thérapeutiques et évolutifs [Thèse de médecine]. [Ouagadougou]: Universidade Joseph Ki-Zerbo; 2016, 150p.
17. **Debbache H**. Peritonite. In: Ensino de semiologia digestiva. Universidade de Constantine 3: Faculté de médecine; 2020. p. 5.
18. **Diakité L**. Aiguës Péritonites Généralisées Aspects Epidémiologiques et Thérapeutiques a l'hôpital Alfousseyni Daou de Kayes [Tese de medicina]. [Bamako]: Université des Sciences, des Techniques et des Technologies de Bamako (USTTB); 2014, 103p.
19. **Diamoutene N**. Traumatismes de l'abdomen : aspect épidémio-clinique et thérapeutique dans le service de chirurgie A du centre hospitalier universitaire du Point-G [thesis]. [Bamako]: Université Des Sciences Des Techniques Et Des Technologies De Bamako Faculté De Médecine Et D'odontostomatologie; 2021, 113p.
20. **Diarra L**. Perfurações traumáticas do trato digestivo no serviço de cirurgia geral do Hospital Universitário Pr. Bocar Sidi Sall Hospital Universitário de Kati [tese de doutoramento]. [Mali]: Université des Sciences des Techniques et des Technologies de Bamako; 2023, 116p.
21. **Drake RL, Mitchell AWM, Vogl W**. Gray's Anatomy for Students. Elsevier Masson; 2006. 1111 p.
22. **Elasbahani Y**. Traumatismos do abdómen [Tese de doutoramento em

medicina].[Marraquexe]: Universidade Cadi Ayyad; 2020, 147p.

23. **F. Sabbah, L. Ifrine, M. Ahallat, S. Benamar, A. Hrora, R. Mssrori, et al.** Patologia cirúrgica digestiva. Curso de medicina do 4º ano. Université Mohammed V Souissi Faculté de Médecine et de Pharmacie de Rabat; 2013, 152p.

24. **Harrois A**, **Hamada S**, **Laplace C**, **Duranteau J**. Trauma abdominal. Département d'Anesthésie-Réanimation, Hôpital de Bicêtre, 78, avenue du Général Leclerc, 94275 Le Kremlin Bicêtre, França [Internet].2017;27. Disponível em: https:Harrois-Traumatisme-abdominal.pdf

25. **Ilboudo F**. Peritonite secundária a traumatismo firme do abdómen: aspectos epidemiológicos, clínicos, paraclínicos, terapêuticos e evolutivos no serviço de cirurgia geral e digestiva do Hospital Universitário Yalgado Ouédraogo de Ouagadougou, Burkina Faso [Thèse de médecine]. [Ouagadougou]: Joseph Ki-Zerbo; 2019, 133p.

26. **Jean-Philippe D**. Atlas de anatomia geral e radiológica. 2ª edição. França: rue Camille-Desmoulins, 92442 Issy-les-Moulineaux cedex; 2019. 304 p. (Elsevier Masson SAS).

27. **Kaboré E**. Péritonites aiguës généralisées au Centre Hospitalier Universitaire Tengandogo : Aspects épidémiologiques, étiologiques, thérapeutiques, et pronostiques (à propos de 94 cas) [Tese de medicina]. [Ouagadougou]: Université Joseph Ki-Zerbo; 2018, 135p.

28. **Kambiré JL**, **Ouédraogo S**, **Zida M**, **Ouédraogo S**, **Sanon BG**. Les traumatismes abdominaux : aspects épidémiologiques et lésionnels au centre hospitalier universitaire régional de Ouahigouya, Burkina Faso / trauma abdominal: aspectos epidemiológicos e lesionais no centro hospitalar regional de ensino de Ouahigouya, Burkina Faso. 2018;5.

29. **Kamina P**. Anatomia clínica. Maloine. Vol. Tomo 3. 27, rue de l'école de médecine, 75006 Paris; 2009. 180 p.

30. **Kangudia M. J.** Curso especial de embriologia G3 BM | PDF | Pâncreas | Peritônio[Internet]. 2014 [citado 28 Jan 2023]. Disponível em: https://fr.scribd.com/document/619263505/Cours-d-embryologie-speciale- G3-BM

31. **Lasocki S, Gaillard T**, **Lemaire P**, **Leger M**. Peritonite: as primeiras horas! SFAR-Le Congrès.2018;20p.

32. **Magagi I. A.**, **Adamou H.**, **Habou O.**, **Magagi A.**, **Halidou M.**, **Ganiou K. Emergências cirúrgicas digestivas em África: estudo prospetivo de uma série de 622 pacientes no Hospital Nacional de Zinder, Níger. Bull Soc Pathol Exot. março de 2016;7.**

33. **Maiga B**. Péritonite Post Traumatique En Chirurgie Pédiatrique Au Chu Gabriel Toure [Tese]. [Mali]: Université des Sciences, des Techniques et des Technologies de Bamako; 2022, 121p.
34. **Mouzou T, Egbonhou P, Tomta K, Bissang AK**. Traumatismo abdominal no Hospital Universitário Sylvanus Olympio em Lomé. - Sociedade de Anestesia e Reanimação da África Francófona. julho de 2014; https://web-saraf.net/?Traumatismes-abdominaux-au-CHU.
35. **Ouahab I**. Péritonites aiguës. cours. Universidade Ferhat Abbas De Setif Faculté De Médecine; 2020, 18p.
36. **Ouangré E, Zida M, Bonkoungou GP, Sanou A, Traore S**. Les Péritonites Aigües Généralisées en milieu rural au Burkina Faso: A propos de 221 cas. dec 2013;1(2):5.
37. **Ouattara S**. Apoio ao curso de Doutoramento 1 de medicina: Organização dos serviços de saúde. UJKZ; 2021, 115p.
38. **Ouédraogo B**. Cinquième Recensement Général de la Population et de l'Habitation du Burkina Faso [Internet]. Instituto Nacional de Estatística e Démografia; 2022. Disponível em: www.insd.bf
39. **Ouédraogo I**. Feridas traumáticas do abdómen: aspectos epidemiológicos, etiológicos, lesionais, terapêuticos e evolutivos em duas estruturas de saúde da cidade de Ouagadougou. [Tese de medicina]. [Ouagadougou]: Joseph Ki-Zerbo; 2020, 138p.
40. **Pérrigault F, Gauzit R**. Infeção intra-abdominal: como tratar em 2015. Universidade Paris Descartes. 10 de junho de 2015;87.
41. **Philippe Montravers, Hervé Dupont, Marc Leone, Jean-Michel Constantin, Paul-Michel Mertes**. Gestão das infecções intra-abdominais. Société française d'anesthésie et de réanimation. fev 2015;tom1:75-99.
42. **Philippe Montravers, Sylvain Jean-Baptiste, Parvine Tashk**. Peritonite. Departamento de Anestesia e Cuidados Intensivos, CHU Bichat Claude-Bernard - HUPNVS. 2016;20.
43. **Raherinantenaina F, Rakotomena SD, Rajaonarivony T, Rabetsiahiny LF, Rajaonanahary TMA, Rakototiana FA, et al.** Trauma fechado e penetrante do abdómen: análise retrospetiva de 175 casos e revisão da literatura. fev 2015;10.
44. **Richard L Drake, A Wayne Vogl, Adam W M Mitchell**. Anatomia de Gray. O livro de texto para estudantes. 4ª edição. França: rue Camille-Desmoulins, 92442 Issy-les-Moulineaux cedex; 2020. 1178 p. (Elsevier Masson; vol. 1178).
45. **Sambo BT, Hodonou AM, Allode AS, Mensah E, Youssouf M, Menhinto D. Aspectos Epidemiológicos, Diagnósticos e Terapêuticos do Trauma**

Abdominal em Bembéréké-Norte do Benim. Revista Científica Europeia, edição de março de 2016. 2016;12(9):11.
46. **Sergiy K**. Epidemiologia e gestão da peritonite num hospital rural na Zâmbia. setembro de 2020;17(3):120-5.
47. **Si A**. Anatomia do peritoneu para cursos de medicina. Departamento D'anatomie Normale CHU Oran; 2015, 34p.
48. **Sogoba G, Katilé D, Sangaré S, Traoré L, Diakité L, Cissé S, et al.** Apresentação Clínica, Tratamento e Evolução da Peritonite Generalizada Aguda no Hospital Fousseyni Daou em Kayes, Mali. junho de 2021;22(6):58-61.
49. **Sylla D**. Perforations Digestives Traumatiques Dans Le Service De Chirurgie Générale De L'hôpital De Sikasso [Tese de doutoramento em medicina]. [Mali]: Université des Sciences, des Techniques et des Technologies de Bamako; 2021, 113p.
50. **Thiam A**. Centre du Mali: Enjeu et danger d'une crise négligée. Mali: Instituto
du Macina; março de 2017 p. 60.
51. **Tochie JN**, **Agbor NV**, **Frank Leonel TT**, **Mbonda A**, **Abang DA**, **Danwang C**. Epidemiologia global da peritonite aguda generalizada: um protocolo para uma revisão sistemática e meta-análise. BMJ Open 2020;10:e034326. Jan 2020;4.
52. **Ulrych J**, **Zeman M**, **Adamkova V**. Post-traumatic peritonitis [Internet]. [citado 15 Jan 2023]. Disponível em: https:post-traumatic-peritonitis-109333
53. **Yabi OG**. Apresentação geral do Burkina Faso. Fiche pays [Internet]. Wathinotes. 6 Nov 2020 [citado 20 Out 2022]; Disponível em: https://www.wathi.org/contexte-election-burkina-2020/presentation- generale-du-burkina-faso/
54. **Yao O**. Classificação dos países africanos de acordo com o seu IDH em 2021 [Internet]. sikafinance.com. [citado 20 Out 2022]. Disponível em: https://www.sikafinance.com/marches/classement-des-pays-africains-selon- leur-idh-en-2021_36587

APÊNDICES

Formulário de recolha

Peritonite pós-traumática no serviço de cirurgia geral e digestiva do CHU-YO de 05 de abril de 2019 a 04 de abril de 2022

Formulário de recolhaN°

A.Informações gerais

Identidade do doente

N° **do** ficheiro/ **/ Iniciais** / **/Idade** / / **Sexo** / / **Residência:** Rural/ /Urbana/ /
Ocupação: Sector informal / / Empregado / / Aluno/estudante / / Agricultor/criador / / FAF / / Outro (especificar) //

Internamento para cirurgia de urgência

Data e hora de entrada / / / / à /H /min **Modo de admissão:** Direto / / Encaminhamento / / Transferência / / **Estrutura de encaminhamento:** CHU/ / CHR / / CMA / / FS privée //

B.Dados clínicos

Motivo da consulta ou referência

Ferida penetrante//Evisceração//Contusão//

Outros / / Indeterminado / Indeterminado //

História da doença

Data da lesão / / / / Hora /min Hora da consulta: <6h / / 6h - 12h / />12h/ /
Mecanismo de ocorrência MVA / RTA / / Tipo : Auto - Auto / / Auto - Moto / / Moto - Moto / / Moto - Obstáculo / / Auto - Obstáculo / / **Agressão** / / Tipo: Arma de fogo / / Arma branca / / Outros //

Acidente de desporto / / Bola de futebol / / Outro / / **Acidente de trabalho** / / Tipo / / Outro / / Especificar / / **Acidente de** desporto / **Outro** / / Especificar //História

Médico: Sim / / Não / / Especificar / / **Cirúrgico:** Sim / / Não / / Especificar / /
Modo e hábito de vida : Alcool / / Tabac / / Café / /

Sinais gerais

Estado geral Estádio OMS: II / / III / / I V / E s t a d o **de consciência:** Normal / / Atordoado / / Comatoso / / **Cor da conjuntiva:** Normal / / Pálida / / Icterícia / / **Dobra de desnutrição:** Sim /_ / Não /_ / **Dobra de desidratação:** Sim /_ / Não /_ / **Sinais vitais:** Temperatura: Baixa / / Normal/ / Elevada / / Pressão arterial: Diminuída / / Normal/ / Elevada / / Frequência cardíaca:

Diminuída / / Normal/ / Elevada / / Frequência respiratória: Diminuída / / Normal/ / Elevada / / **Choque:** Sim / / Não / / Não

Sinais físicos

Inspeção

Distensão abdominal: Sim /_ / Não /_ / Equimoses: Sim /_ / Não /_ / Ferida abdominal: Sim /_ / Não /_ / Local da lesão / **./ Palpação**

Contractura abdominal: Sim/_/Não/_/ Defesa abdominal:Localizada/_/Generalizada/_/ Choro umbilical: Sim /_ / Não /_ / Massa abdominal: Sim /_ / Não /_ **Percussão**

Normal / / Tédio / / Tímpano//

Auscultação

Normal // Silêncio abdominal / /

Touchrectal

Normal / / Douglas fir cry //

Politraumatismo / /Outras lesões

C.Sinais paraclínicos Biologia

Leucócitos: Reduzidos/Normais/Altos/ **/ Nível de hemoglobina:**Baixo//Normal// **Glicemia:** Reduzida//Normal// Alto//

Creatinemia: Normal / / Alta / / **Ureia no sangue:** Normal / / Elevado / /

Distúrbio iónico: Sim /_ /Não /_ / Especificar: / / **Imagiologia**

ASP: Sim /_ / Não /_ / Resultado: Normal /_ / Nível hidroaeróbio /_ / Crescente de gás / / Cinzento difuso / /

Ecografia: Sim /_ / Não /_ / Resultado: Normal // Hemoperitoneu / / **TAC:** Sim /_ / Não /_ / Resultado: Normal / / Crescente gasoso / / Derrame fluido / /

D.Diagnóstico intra-operatório: Peritonite pós-traumática

Contusão abdominal /_/ **Ferimento penetrante /_/ Evisceração traumática /_/ Ferimento balístico /_ / Outro // Indeterminado /_ /**

E.Tratamento Tratamento médico

Reanimação pré-operatória: Sim /_ / Não /_ / Cateter venoso / / Cateter urinário / / Cateter nasogástrico / / Oxigénio / / Cateter de intubação / / Transfusão de sangue /_/ Quantidade Enchimento vascular /_/ Quantidade: Reidratação / /Quantidade:

Analgésicos: Nefopam / / Paracetamol / / Tramadol / / Morfina /_/ **Antibióticos:** Injectáveis / / Ceftriaxona / / Metronidazol / / Ampicilina / / Gentamicina /_ /

Amoxicilina ácido clavulânico /_ / **Seroterapia para o tétano** /_ /.
Reanimação pós-operatória: Transfusão de sangue // Quantidade : Enchimento vascular /_ / Quantidade : Rehidratação /_ / Quantidade :
Analgésicos: Nefopa/ / Paracetamol // Tramadol/ Morfina // **Antibiótico:** Injetável / / Ceftriaxona // Metronidazol // Ampicilina / Gentamicune / / Amoxicilina ácido clavulânico / / Oral /_/ Ciprofloxacina /_ / Amoxicilina /_ / Metronidazol /_ / **Anticoagulante /_ / Anti-inflamatório /_ / IBP** / /

Tratamentoscirúrgicos

Data e hora da operação / / / às / H min **Tempo necessário para o tratamento cirúrgico: <24h / / 24h - 48h /_ / >48h / / Duração da operação / /**
Tipo de anestesia: AG / / ALR / / **Tipo de operação:** Laparotomia / / Laparoscopia / / **Abordagem:** Linha média / / Outro // **Estado da cavidade abdominal:** Limpo / / Líquido sero-hemático / / Líquido seroso / / Líquido citrino / / Pus / / Fecaloide / / Bilioso / / Outro (especificar) () Quantité / /
Órgãos danificados: Estômago / / Duodeno / / Jejuno / / Íleo / / Cólon / / Reto / / Vesícula biliar / / Fígado / / Baço / / Pâncreas / / Bexiga / / Fígado / / Baço / / Pâncreas / / Bexiga / / Rim / / Rim / / Rim / / Rim / Rim / Rim / Rim / Rim / Rim / Rim / Rim / Rim / Rim / Rim / Rim / Rim / Outro(especificar)//()
Tipo de lesão / /
Procedimentos realizados: Sutura // Sutura de excisão / / Ileostomia // Colostomia/ / Ressecção jejunal / / Ressecção ileal / / Ressecção colónica / / Anastomose / / Esplenectomia/ / Remoção membrana fossa/ / Toilete peritoneal// Outro / / Procedimento associado (especificar) // () **Incidente e acidente intra-operatório** (especificar) / / () **Evolução**
Pós-operatório :Simples//Complicado// **Complicações gerais:** Sepsis / / Escaras / / Hemorragia / / Outras // **Complicações específicas:** supuração parietal // Evisceração / / Peritonite pós-operatória / / Fístula digestiva / Fístula digestiva / / Prolapso estomal // Oclusão pós-operatória / / Fagedema / Fagedenismo / / Outros // **Retoma no bloco operatório:** Sim /_ / Não /_ / Número de vezes: 1 /_ / 2 /_ / >2 /_ /

F. Saída

Data e hora de output ////à/HMin **Durée d'hospitalisation : <5j /_ / 5 - 10j /_ / 10 - 20j /_ / >20j /_ / Modalité de sortie :** Guéri / / Lost to follow-up / / Referred / /Died/ /Siderectomia:Peroperatório// Pós-operatório /Causa provável de morte / **Consulta de seguimento / /**

ICONOGRAFIA

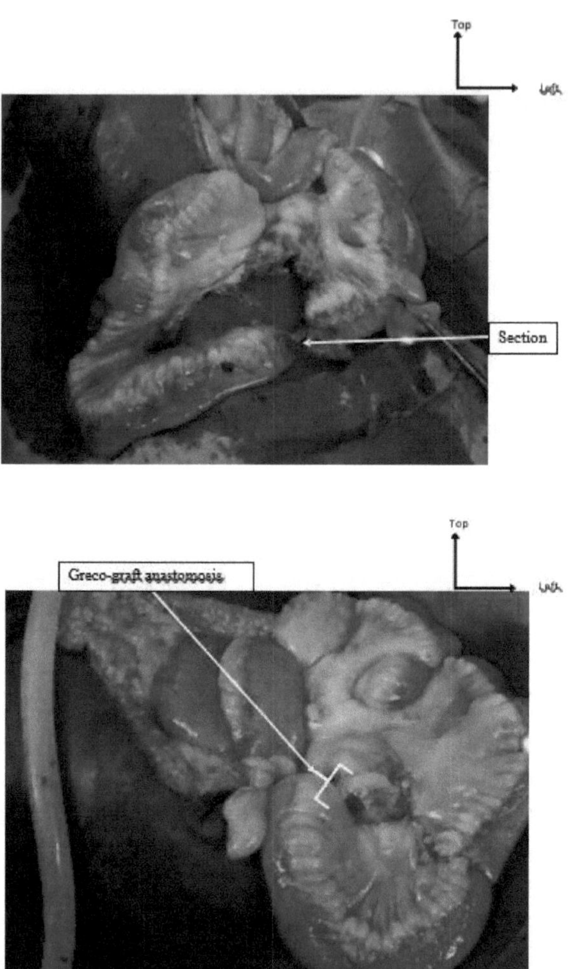

Figura 9: Secção do intestino delgado e do seu mesentério na sequência de um traumatismo abdominal fechado após um acidente de viação num doente jovem (Imagem do serviço de cirurgia geral e digestiva do CHU-YO 2021).

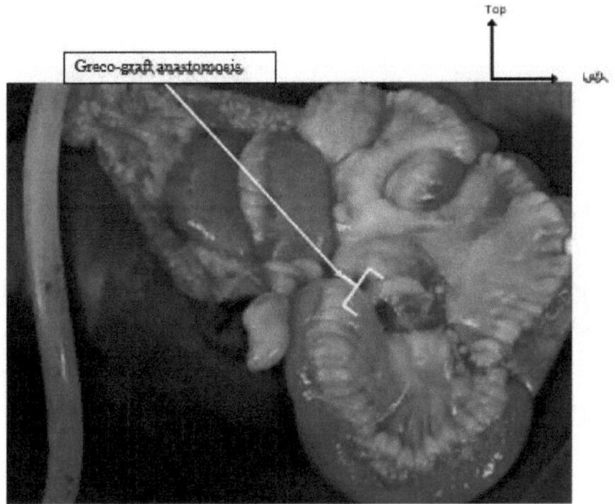

Figura 10: Anastomose greco-grénica (Imagem do serviço de cirurgia geral e digestiva do CHU-YO 2021)

JURAMENTO DE HIPOCRISIA

Na presença dos mestres desta escola e dos meus colegas estudantes, prometo e juro ser fiel às leis da honra e da probidade no exercício da medicina. Darei os meus cuidados gratuitamente aos necessitados e nunca exigirei um salário superior ao meu trabalho. Quando for admitido no interior das casas, os meus olhos não verão o que lá se passa; a minha língua calará os segredos que me forem confiados e o meu estatuto não será utilizado para corromper a moral ou encorajar o crime. Respeitoso e grato aos meus senhores, darei aos seus filhos a instrução que recebi dos seus pais. Que os homens me estimem se eu tiver sido fiel às minhas promessas, e que eu seja coberto de opróbrio

RESUMO

Título: *Peritonite pós-traumática no Serviço de Cirurgia Geral e Digestiva do CHU-YO no Burquina Faso*

Objetivo: *Estudar a peritonite pós-traumática no serviço de cirurgia geral e digestiva do CHU-YO de 1 de abril de 2019 a 31 de março de 2022* ***Método e pacientes :*** *Estudo retrospetivo descritivo durante um período de três anos, de 1 de abril de 2019 a 31 de março de 2022.*

Resultados: *A peritonite ocorreu em 34,14% dos traumas abdominais e representou 08,02% das peritonites agudas generalizadas. 50% destas peritonites ocorreram no período de agosto a novembro. A média de idade dos pacientes foi de 30,39 anos e a proporção entre os sexos foi de 17,66. O sector informal representou 42,85% e a referência foi o modo de admissão mais frequente 75%, a partir do CMA. Os acidentes de trânsito representaram 44,64%, seguidos das agressões, 41,07%. A contratura abdominal só foi encontrada em 17,85% dos casos. A radiografia do ASP, raramente solicitada, encontrou 100% de um crescente gasoso. O intestino delgado foi o órgão lesado em 82,14% dos casos, dos quais o jejuno representou 58,82%. O gesto cirúrgico foi, portanto, uma ressecção por sutura do intestino delgado em 39,28% dos casos e uma ressecção anastomótica em 37,50%.*

Conclusão*: A peritonite pós-traumática é relativamente comum. É dominada pelos acidentes rodoviários. O intestino delgado é o órgão mais afetado. A manutenção da rede rodoviária e a sensibilização da população para o respeito do código da estrada poderiam contribuir para reduzir este flagelo.*

Palavras chave *: Peritonite - Acidente de viação - Jejuno - CHU-YO*

Autor: *Ira Issouf iraissuf@gmail.comPhone: (+226) 64568103*

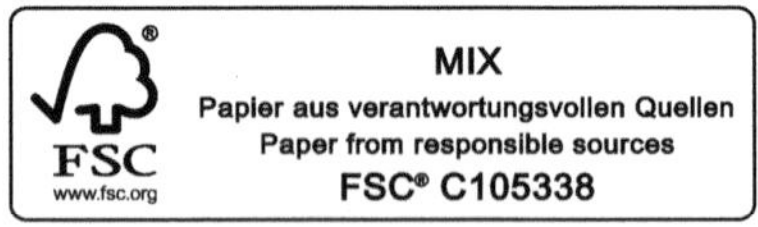

Printed by Books on Demand GmbH, Norderstedt / Germany